CARE

Good Care ,
Good Living

CARE
Good Care ,
Good Living

CARE
Good Care ,
Good Living

CARE
Good Care ,
Good Living

CARE

Good Care ,
Good Living

care 34
家禽履歷故事

圖文作者：張馨文
責任編輯：劉鈴慧
封面設計：蔡怡欣
校　　對：陳佩伶
法律顧問：全理法律事務所董安丹律師
出 版 者：大塊文化出版股份有限公司
　　　　　臺北市10550南京東路四段25號11樓
　　　　　www.locuspublishing.com
讀者服務專線：0800-006689
TEL：(02) 87123898　FAX：(02) 87123897
郵撥帳號：18955675
戶　　名：大塊文化出版股份有限公司
版權所有　翻印必究

總 經 銷：大和書報圖書股份有限公司
地　　址：新北市新莊區五股工業區五工五路2號
　　　　　TEL：(02) 89902588 (代表號)　FAX：(02) 22901658
製　　版：瑞豐實業股份有限公司
初版一刷：2014 年 10 月
定　　價：新台幣 280 元
ISBN：978-986-213-548-8
Printed in Taiwan

家禽履歷故事

圖文作者：張馨文

目錄

了解家禽生產履歷，守護家人健康

顏宗海 / 長庚醫院腎臟科主治醫師

馨文是我認識多年的好友，她身兼多職，是專欄作家、是廣播電台主持人、是紀錄片工作者、是護理師，更是一位關心家人健康的家庭主婦。

《家禽履歷故事》，是馨文到臺灣大大小小的農場中，將所見所聞一點一滴眞實的記錄下來。書本的內文從雞鴨鵝品種的選擇，飼養環境的維護，飼料的挑選，上市前的把關與驗證，到合法家禽屠宰商的介紹，皆是根據馨文用心至極的採訪紀錄所撰寫。

在目前黑心食品充斥的市場中，她以深入淺出的方式帶領讀者，了解家禽的生產履歷，相信讀完此書後，可幫助消費者更加了解如何選購家禽相關食材，進一步守護家人健康。因此，我極力推薦《家禽履歷故事》，好書當然要與大家分享！

留給未來的生命故事

張馨文／自序

　　捧著臉、無焦點的凝視遠方，這就是小學和國中的我，最常出現的失序行爲。經常就這樣，蕩漾在天馬行空的思潮裡，解讀眼睛所看見的一切。

　　我，是一個很愛幻想的孩子；我的生命從不缺故事，因爲在幻想的世界，總是充滿著有趣的故事，從一朵花、一隻狗、一陣風，一個遙不可及的世界，就連那外太空的飛碟，都曾經兩度在夢裡造訪，我的世界好精彩。回到現實世界，青少年以前的我，因爲太沉溺於自我的想像世界，而有些不食人間煙火。忙碌的醫療工作，讓我回到人間爲生活打拚，雖然殘酷的逼走少女時代的夢，但畢竟人生應該要這樣務實的活著才對。

　　92年因緣際會，我同時進入兩家廣播電台主持節目，分屬兒童和老人的節目，落差眞的好大，但爲了要讓節目

不失專業和趣味，多元的閱讀，努力消化和反芻，成爲我一生中最認眞學習的階段。灌漑自己雖然很辛苦，但生活卻因而變得豐富！

95 年，我進入臺灣藝術大學應用媒體藝術研究所，接觸到許多不同專業的同學，也開始近距離的接觸電影的工作，這眞是人生最有趣的一段經歷。參與了山普同學的短片，自己也拍兩部短片，喜歡創作故事的我，好開心我竟能用從小最放縱的幻想，寫成故事，再拍成影像，分享給想聽我說故事的朋友們。而我在研究所這一班的 25 位不同專業，工作於各種形式媒體的同學，改變了我的生命格局和眼界。

這十幾年來，我寫過了許多廣播劇本，有自己創作的、也有改編自己小時候的見聞與感動，也兩度奉電台長官指派，撰寫大型的廣播劇本，讓我經常有機會沉醉各個故事的情境當中，經常在夜深時因太沉醉而忘我。因此，我堅信人人都有一本精彩的故事，只是大部分不爲外人所知，因而不著痕跡的消失在世界的記憶之中。念研究所時，我修了一堂紀錄片與紀實片，當時在心中悄悄的下了一個決定，有一天我有能力，我也要帶著攝影機，去拍下

我想留給未來的生命故事，因為記錄當下，對我來說，已經是一件非常有價值的任務！

102 年 8 月，我離開我工作一輩子的醫療工作，開心的想著：終於要開始做自己想做的事了！原以為只是繼續爬爬格子寫小說，哪知卻因緣際會的抓起攝影機走天下，只是萬萬沒想到我第一個記錄的對象，竟然不是人、事、物，而是雞、鴨、鵝這些家禽。

雖然至今仍不太能理解緣分如何而起？但很清楚知道這個因緣來了，我應該要把握，所以這一年來，我拍下了許多牠們的生活故事。謝謝超秦集團的卓元裕董事長、葉松基總經理、戴仁智特助、陳明正經理、林麗玲協理、吳興松協理及林相焱妹妹，那幾個月總是陪我去農場奔走，特別要提的是，我總是從板橋輕輕鬆鬆的坐上高鐵到左營或是嘉義與他們會合，而他們卻為了要陪我上山下海去拍攝，竟然都是大清早三、四點，就在公司集合開車南下，真不好意思！

有一回，和大塊文化的鈴慧主編談書，我開了電腦讓她看看我最近累積的成果，當然也發揮了我廣播劇旁白，說故事的職業病，開始滔滔不絕的講著每一張照片、每一

支影片裡所發生的趣事，就這樣促成了這本書比影片更早問世的結果。

　　為了讓書的專業性更加俱足，我也開始大量的閱讀和尋訪專家，謝謝農委會畜牧處朱副處長、家禽科江科長，以及我的好朋友林口長庚醫院顏宗海醫師，謝謝大家的不吝指導。

　　最後要提的是，曾經接受我在教育電台「心花朵朵開」節目專訪，而認識的卓靖倫副總經理，他不僅把我帶進超秦認識這群熱情的伙伴，還促進了這個記錄拍攝的機會，我願用心成就每一個因緣，讓生命變得更加有意義，最後要謝謝教我影像知識的臺藝大老師謝章富教授、朱全斌教授、陳清河教授、邱啓明教授，教我執鏡的好同學們吳政鴻同學和江顯東同學，陪著我一起學習和成長的同學，同時自己也是紀錄片導演的張瑛玲和汪仲豪同學，有您們的指導，讓原本單調的護士生活，變得都不一樣了，真是精彩又滿足。

　　當然，熱愛生命的我，也期盼讀者朋友們能與我一樣，喜歡這些鏡頭觀察下的家禽身世故事，不論是雞是鴨或是鵝，細細觀察下發現，農場主人依天時地利，在不同

環境下的用心飼育，不僅是式在成就自己的養殖事業，同時也從這些家禽的代代成長過程中，照顧著你我、大家的健康與食安。

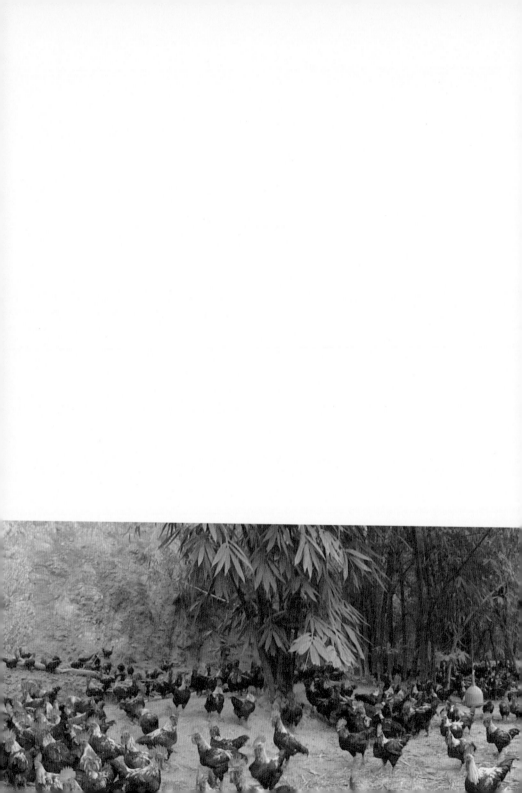

第一章

雞窩，和你想的**不一樣**

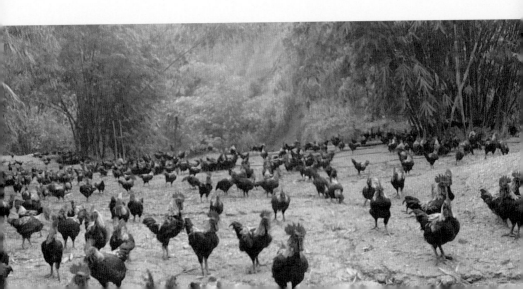

雞家的話說當年

　　很久以前的臺灣，有種穿梭在大自然自由奔放的雞，叫做「野雞仔」。早年的臺灣，公路客運都是國營，不管是金馬號、復興號還是國光號，總是可以看到它們穿梭在鄉間和都市，它們是火車以外長途唯一可以使用的大眾交通工具。而在民國七十幾年，興起一種由遊覽車公司私下成立的長途客運，他們在各個火車站附近攬客，因為沒有經過交通部的允許，所以被稱為「野雞仔車」。

　　每每想起這段歷史，就覺得好玩，談起臺灣人的養雞歷史，大多會從閩南的移民開始講起，他們帶來了各種不同品系的雞，開始圈養在庭院四周。1603 年，陳第所著的《東番記云》就說到：「畜雞任自生長，惟拔其尾飾旗」，可見閩南移民前的臺灣，野雞不少，原住民可能還只是拿羽毛來作裝飾的物品，而不是當食物。移民潮來了之後，

懂得將野雞當成美味滋補的食用肉品外，也開始從事野雞和各品系不同的圈養雞交配，成了臺灣最早婚配的雞種。在日據時代，臺灣開始引進日本新品種，但始終難蓬勃發展起來，畢竟當時的設備與技術都不算太好。但已經有試驗場在做雞隻的繁殖與培育了。

　　民國五十幾年時，臺灣雞的品種已相當多元，有人開始從歐美引進了高經濟價值的「白肉雞」，因為白肉雞可以大量飼養、生長快、價格又便宜，使用一般飼料即可生長，圈養的方式也減少天然災害與疾病傳播的風險，很快的就成為民生食品中的明星。

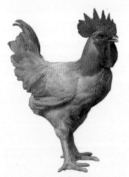

我才是臺灣傳統的大土雞啦！

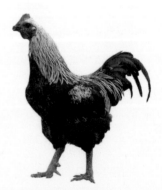

閹雞，出場問候大家！

　　但即使白肉雞是「俗」又「大碗」的經濟肉品，傳統上臺灣人偏好土雞，尤其在燉補滋養時，都還是會特別選用土雞。只是土雞的飼育成本高、數量又少，聰明的養雞業者就讓有色土雞與臺灣優生種的公雞交配，就成了一兼二顧的「仿仔雞」。仿土雞的品系問世，結合經濟飼育與土雞肉質優點，成爲現在很受歡迎的仿土雞來源。

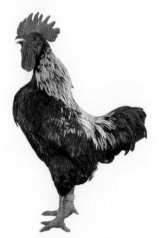

沒見過這麼高、酷、帥的公雞吧？

立寨稱霸一方的放山雞

目的地，關仔嶺。

下高速公路後，轉進鄉間道路，偶爾會看到不遠的前方有翠綠山屏，這種沐浴森林的情境，心情自然好得不得了。到了養雞場，一群雞在山坡上追逐奔跑，我和同行的相熒，各自脖子上掛著相機、手上興奮得打開攝影機，隔著大鐵籬就拍了起來。農場主人和帶我們來的畜牧專家陳明正阿伯泡了一大澡盆的消毒水，要我們來把鞋底泡一泡，消毒一下再進去，入境隨俗的讓兩腳泡乾淨後，迫不及待要走了，又被明正伯抓回來：「喂、喂喂，妳的攝影機腳架也要泡消毒水！」啥米？真是比我之前進開刀房還嚴格？以前我們是在開刀房的門口，放了用過即撕的除塵墊，這樣走進手術室，鞋底自然會不容易黏上髒東西，可長官也沒叫我們鞋底泡藥水呀！

黑羽土雞

　　進了農場，本以爲已經算近距離接觸了黑羽土雞，但主人開門讓我進去後，才知道路還很遠的呢！我背著攝影機氣喘吁吁爬坡，沿路迎接我們的是三三兩兩散步的「散客」雞，「眞正的雞群——」，明正伯遙指山林：「還在更深的山裡面。」雲時，滿後悔平常怎麼沒好好訓練腳力？走了一段漫長的山坡路，邊偷偷爲自己的腳力遠不如滿山趴趴走的雞而汗顏，終於看到數不清的雞群，「咯嗝、咯——嗝」的叫聲，滿山遍野雞頭攢動。

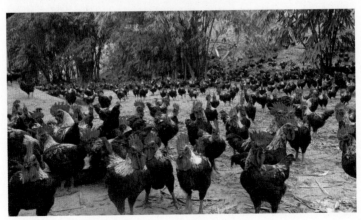

小組會議中：有無聊偷拍「母人類」入侵，大家小心！

　　黑羽土雞大約是 1980 年底，在臺南縣最先出現，由雞農自行讓黑色羽毛土雞雜交選育而來。相較於紅羽土雞體型較小，多半以放山方式飼養，肉質結實、脂肪少。

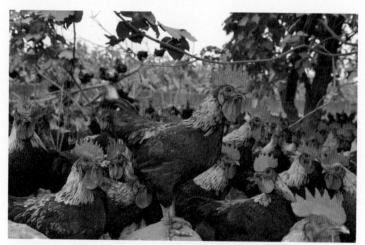

鶴立雞群，一目瞭然有啥看頭？雞立雞群，包管你看得頭昏眼花。

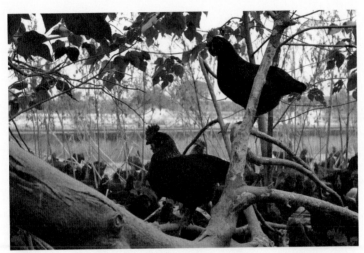

「望夫樹」上的母雞——為了雞販收雞方便，農場竟然、竟然是「男、女」分居ㄟ！

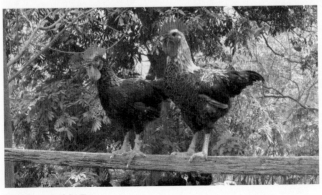

遙望另一半的無言……

紅羽土雞

紅色，是傳統中最喜氣洋洋感覺的顏色，紅羽土雞除了長相漂亮外，體架小，肉質好吃是最大的重點。訪了幾家雞場，發現紅羽土雞最想做的一件事是「在高處納涼」！

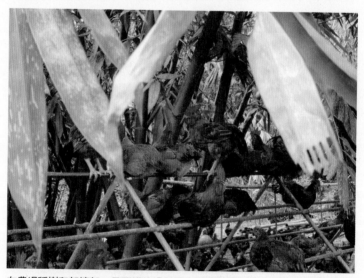

在農場種樹和架棲架，是不錯的「雞道」飼養環境。

紅羽土雞的大公雞，紅褐色與金黃色羽毛交雜分布，體型直立挺拔，肉髯小圓，是有大眼睛的帥哥，嘴長略彎曲，公雞在飼養到 14 週齡時，體重可達 3 公斤。紅羽土

雞的母雞，羽毛爲淺褐色或深褐色，尾羽長而翹，母雞在飼養到 14 週齡時，體重約 2.6 公斤以上。雞的品種、生存繁衍，是人爲來控制的，受到飼養的環境、地方人文和地理條件差異的影響，除了各地的料理方式不同外，雞的顏色也有地域性的偏好，比方臺灣的土雞，外觀避免以不祥的白色爲主色。黑羽土雞和紅羽土雞是目前臺灣飼養最多的商用土雞，紅羽土雞是生長速率較快的大型土雞，黑羽土雞則是肉質較佳。

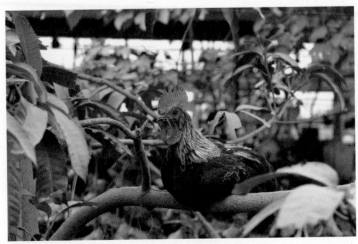

紅羽雞中看而已；論口感，咱們黑羽雞才夠勁！

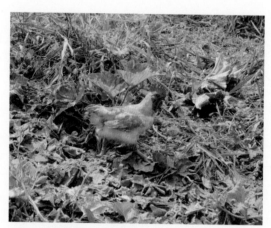

被追著滿山遍野跑，很煩耶，人有人權，雞也有雞權，
要拍我寫真，總得先給些好康吧？

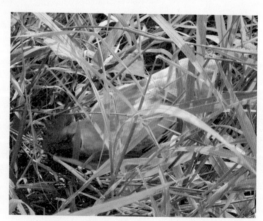

哼，偏就要躲，偏就不給拍！

　　天然放牧的雞，運動量相當足夠，天天上山下溪谷的鍛鍊體力、肌力，逍遙自在；和我去採訪的養鵝場不一樣，白鵝是習慣團體活動的，主人一吆喝，還會自動排隊齊步走。讓我想起天上的大鳥，許多候鳥飛在天上，都可以看到牠們的標準隊形，還有領頭鳥帶著往前飛。但雞，可是我想要怎樣就怎樣的我行我素。

經濟實惠的白肉雞效應

　　早年的臺灣人，飼養牲畜都不是為了自己吃，主要是為了家庭生計的補貼，在那個年代只有在節慶才有肉吃，其他時間都是以蕃薯為主要營養來源。所以每年每人吃肉的總量根本不超過 20 公斤，而且因為臺灣早年的雞肉市場價格貴，大部分的主婦會選一小塊豬肉回家烹調，一直到具經濟效益的商用肉雞被引進臺灣，改變了市場消費的結構，雞肉開始變便宜了，而戰後則是奠定商用雞肉市場的關鍵轉捩點。

　　日據時代也曾引進日本的肉雞品種，但因飼養環境不佳，設備簡陋，並沒有造成規模經濟的機會。戰後又再度引進國外的肉雞，直到 1960 年，養雞規模與品質，才走進了專業化的經營。當時的市場肉雞的佔有率甚至來到 90％，可以正式的說，白肉雞已經成為肉品市場的主力

商品，也是商用裡不可缺少的品系產業。白肉雞長肉的速度快、飼料轉化率也很好，成為臺灣人在經濟起飛階段最便宜的蛋白質來源，雞肉不再比豬肉貴了。

　　臺灣現在的白肉雞幾乎都是美國的品種，包含早年進來的愛拔益加（Arbor Acres），1989 年引進的愛維恩（Avian）和 1994 年哈巴（Hubbard）。經過多年來的研發與改良，現在的飼育週期為 38 天，2 公斤以上的白肉雞，有商用極佳的優勢，輕易的取代了土雞，但口感上，仍不免讓國人懷念土雞的好滋味。有腦筋動得快的商人，讓有色土雞和白肉雞配種繁殖就成仿土雞，也就是婆婆媽媽口中的「仿仔雞」，是我前面所介紹的紅羽土雞。

　　1985 年溫蒂漢堡和肯德雞進入臺灣，1997 年麥當勞也跟進來，速食連鎖店打開了臺灣肉雞的市場，白肉雞的需求加大了。當年的臺灣，食品安全尚在萌芽階段，相對於國外餐飲事業對品質的嚴謹度，我們肉品市場當然受到了衝擊，有廠商因應這樣的需求，開始成立家禽肉品的電動屠宰場，而速食業總部，還因此派了公正的驗證協會從美國遠赴臺灣實地評核，通過後發予證書，開始接受用本土肉雞，來供應本地的速食市場。

　　白肉雞的需求量越來越大，促成了產銷鏈連動發展，而速食業的衝擊，又加深了業者品質提升的意識概念；對於長久以來一直在各農會相繼成立的農業試驗場進行雞隻選育與繁殖的農業單位來說，是一大助力，臺灣的家禽肉品專業與品質需求，帶動了產業的升級。

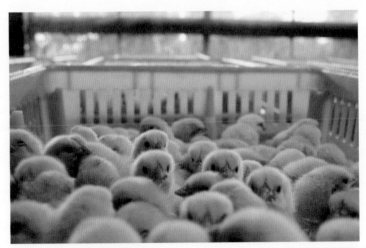

好想知道長大會變什麼樣？

母雞 ➡

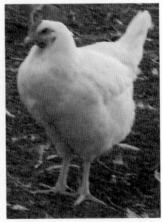

公雞 ⬇

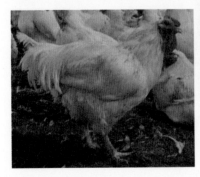

臺灣原生種的土雞，古早雞

這回參訪農場時，發現這群雞嬌小得多了，而且長相很特別，和我之前看到的母雞羽毛很不一樣，土黃色的羽毛夾著黑色的紋路，非常漂亮，這幾隻雞好奇怪啊——

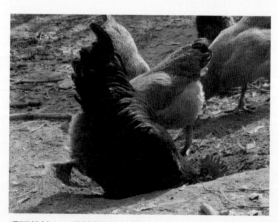

埋頭苦幹ㄟ？猜牠們在忙什麼？

　　我聯想到了很會藏食物的狗，難不成這幾隻雞也在挖洞藏東西？這群雞叫做古早雞，是臺灣比較早期的品種，別看牠們小小一隻，而且感覺好像只管地底下的小事，古早雞可是一群具歷史代表的雞健將，奔跑起來腳勁很有力。

　　這是一個難得公雞母雞混養的農場，但看起來母雞數量大於公雞，公雞的身形大得多了，而對比公雞雄赳赳的英姿，顯得母雞的嬌小可人，也許所有的動物都一樣吧！我們一直在提倡性別角色不要刻板化的被定位，但天生就是有骨架上性別的不同、個性上的不同，在農場公雞眞的魯莽多了。

　　古早雞的養殖專家葉松基說，一般都說古早雞是臺灣原生種的土雞，不過更正確來說牠「是最接近原生種的土雞」，因爲這個品種並不多，所以在市面上算是很珍貴的雞種，並不容易買到。臺灣早年農家副業飼養的雞，幾乎都是這個品種，體型小、腳徑粗，跑起來非常俐落，有10-15公尺左右的平行飛行能力。

　　公雞有鮮紅色的單冠，羽毛呈亮眼的黃褐色，母雞的雞冠較小，羽毛一樣呈黃褐色，古早雞養到16週，母雞

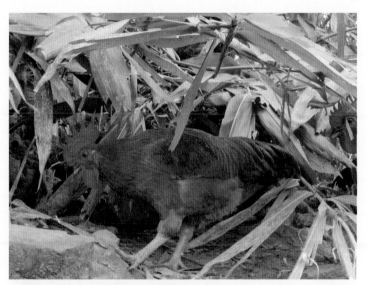

老是滿山閒逛，也是頂無聊、頂累雞的……

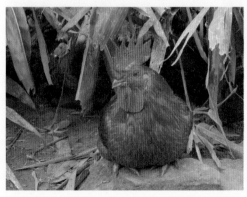

千萬別誤會，我只是
找塊石頭蹲著休息，
無關孵蛋。

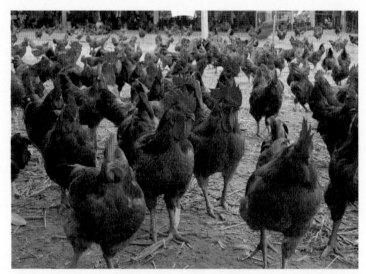

瞧出巡視察的陣仗,一看就知道「純」爺們是有練過的!

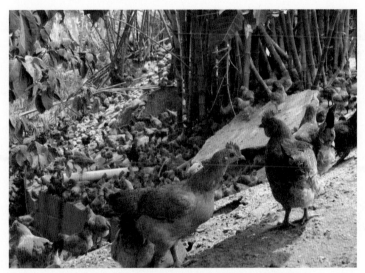

唉，別問我們公雞都去哪了？良晨美景也要有「對的」雞來相陪吧？

混生品種的半土雞，仿仔雞

　　不同品種相互混生的半土雞，就是仿土雞，俗稱爲「仿仔」。當我們來到南部仿仔雞的養雞場，發現果然和我之前查詢的文獻與專家資料一樣：仿仔雞很活潑，雖然飼養的情形不像放山雞，是沉著的「氣質型」雞。

　　仿仔雞既然是屬於經濟品雞肉，當然不可能像放山雞一樣，有開闊的山頭可嬉遊，因爲仿仔雞是提供市場需求的主力商品之一，所以多用營養比例調配過的飼料來養育即可。但即便如此，仿仔雞的飼料效率，和牠們的生長速度，還是不及白肉雞，只是肉質是臺灣傳統上最愛的口感，是精打細算婆婆媽媽們買雞時的最愛選擇。

　　因爲這個緣故，「桶仔雞」成爲民間頂受歡迎的美食，我們常可見路邊或菜市場在賣「桶仔雞」，用一個圓柱形的鐵桶，把醃製過的仿仔雞全雞，以懸吊的方式掛在上

方，下面有炭火燻烤，桶口加蓋燻個幾小時，等煙燻到雞熟香味四溢，路過想拒絕誘惑都很難。

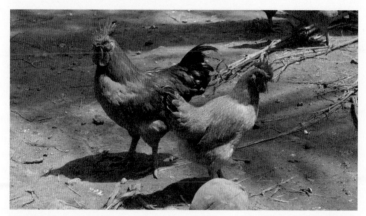

這對鬧彆扭的公雞和母雞，真像人類的夫妻吵架，誰都不理誰，連看都不看對方一眼呢！

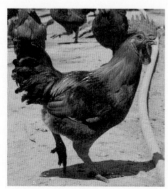

選擇離開戰場的公雞，有 EQ 喔，給你按個讚！

進補首選烏骨雞

　　如果不是來農場，我想我一輩子的烏骨雞印象，就會停留在市場裡殺好的烏骨雞模樣，全身黑漆漆的烏雞，活潑的英姿，竟然是全身長得如此的潔白！尤其是那一身的羽毛，讓我一直停留在「看到一隻狗」的錯覺，這真的是一隻雞嗎？真的是臺灣人燉補的首選食材嗎？

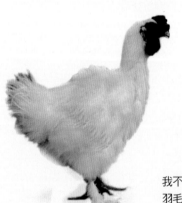

我不是絨毛玩具，看這一身蓬鬆的
羽毛，想抱抱看嗎？

烏骨雞的外形看起來，很不像臺灣道地的雞，但卻是臺灣道地的極品禽肉首選，話雖如此，卻因為牠帶著較濃的腥味，很多人還是不敢吃烏骨雞的。農場的女主人抱起了一隻烏骨雞，放在平台上好讓我仔細端詳：原來烏骨雞的羽毛呈現了絹細的絲狀。也因此烏骨雞還有一個別名，叫做「絹絲雞」，但臉型上紅到發紫的雞冠和肉髯，比起其他的品種雞，真的很突兀、很特別。

烏骨雞是中國古老的土雞品種

烏骨雞的身體羽毛是白色的，關於這個問題，畜牧專家吳興松說：「烏骨雞其實還有人叫牠絲羽烏骨雞，而牠們在畜牧的同業，只要講到『烏雞』就知道是在講烏骨雞，其實烏骨雞有白色羽毛和黑色羽毛兩種，但臺灣人真的很不喜歡黑色。」記得我小時候，家裡養的貓呀、狗呀、雞鴨都一樣，不討喜的黑色會被自然的淘汰。

雞在毛色上又比起其他動物更明顯，所以臺灣喜歡養白羽烏骨雞，雖然是白色的羽毛，但從臉、皮膚，到肉和骨頭，全部都是黑色的，而腳脛和腳趾則是鉛青色，因為有五隻趾頭，所以牠還有一個綽號叫做「五爪烏骨雞」。

　　這一講，我馬上就連結起來，每次到菜市場買雞蛋，賣雞蛋的大姐都會特別介紹那一箱小小顆、蛋殼色帶青的蛋說：「這是原住民放山養的烏骨雞蛋喔，特別補。」所以我從小就有來自長輩的生活知識：烏骨雞是很滋補的，連菜市場的蛋販都打包票烏骨雞蛋，是最營養的。

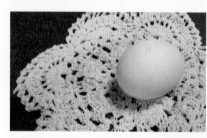

烏骨雞的蛋殼，是帶點青色的！

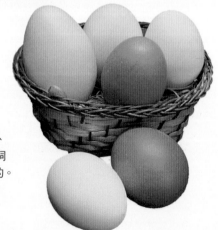

其他顏色的雞蛋殼，粉紅啦、偏黃、偏紅⋯⋯都是可以從飼料調配中，就先「設計」好的。

　　事實上，烏骨雞是中國古老的土雞，也是在移民過程中被順便引進臺灣的物種，因為體內含有大量的黑色素，所以烏骨雞一身黑。剛好中醫喜歡以形補形，所以和紅面黑番鴨一樣，都是藥用的家禽。在古老的傳說裡黑色的動物或藥材補腎、補血和抗衰老是最常被提起的功效。又因為牠的肉品含有長鏈不飽和脂肪酸，所以確實對於營養的提供是被肯定的，尤其是對成長中的孩子。

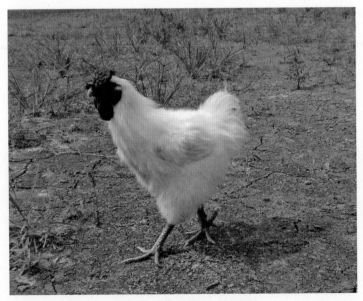

陽光下，山野因有「絹絲羽毛」烏骨雞點綴而賞心悅目。

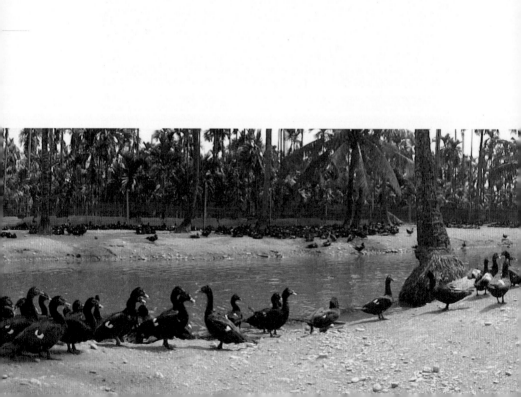

第二章

探索大腳鴨

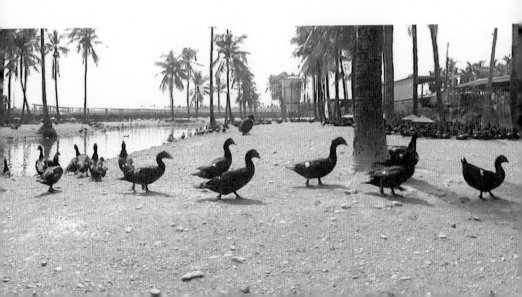

哪是醜小鴨啊

為了看鴨子，我第一次到屏東。

我知道這件事聽起來很奇怪，但臺灣我真的沒去過幾個城市，阿宅一族的我，周一到周五在醫院上班，假日不是在電台做節目，就是在家爬格子，還真的是全年無休的宅在臺北呢！

讀臺灣藝術大學應用媒體藝術研究所時，修陳清河教授的「紀錄片與紀實片」，在看一部記錄糖廠被拆除的影片時大受感動！當時教授要我們分享對紀錄片的看法，我的回答是：「如果有一天，我不用為五斗米折腰，我想要背著攝影機，拍下我身邊的事物，因為稍縱即逝。」我的同學吳政鴻導演，就很大氣、無償把他的 PD170 借給了我，雖然不是新的攝影機，但足以讓我圓夢了。這一天，2013 年的 10 月 1 日，頂不專業的紀錄片導演＋攝影師的

我，來屏東尋找南臺灣最值得驕傲的家禽農場。

因為鴨子是水禽類，所以養鴨人家都有大池塘，以前外婆家也有養鴨子，但只是養了幾隻，而我此刻站的農場，一眼望去竟然有著數以萬計的鴨子，但最吸引我目光的，是一群黃毛小鴨頭，真是開心極了！童心突然萌發的我，趕緊把攝影機架上腳架，就抱住往小鴨區跑了，完全不甩南臺灣的秋老虎大太陽，正在惡狠狠的抹黑我偏淨白的皮膚，可愛的鴨寶寶們，太讓人沉迷了。

開放式的養鴨農場，其實是採圈養的方式，小鴨子有自己的戲水池，中鴨和大鴨也有各自的生活圈。分區牧養除了讓農場主人方便管理，也能兼顧不同時期的營養與成長需求，當然在必要時，也能區隔病菌的交叉感染，這樣的飼養方式需要相當大的腹地和好的水質。水禽們喜歡在水中展翅划水，但總是玩一玩，就會想要上岸，牠們可以在路地上生活，也能在水中生活，這一天為了要捕捉牠們的生活情境，我可是在天沒亮，就從臺北殺到屏東尋鴨了。

我和家禽與動物成莫逆之交的時間，只有在小學一年級的下學期，那段日子，父親因為工作的關係經常被上級調動城市，爸爸不希望已經讀書的我，跟著他四處飄泊，

便把我放在鄉下外婆家。所以我牽牛吃草過，也養過雞、
鴨、豬，還有猴子；種過田、除過草，也被手搖式的穀稻
機裡飛出的稻穗細毛，沾得全身都癢；和糖廠送甘蔗的五
分仔車錯身，當然少不了下田抓泥鰍……聽我說這些故事
時，朋友都覺得我「蓋得跟真的一樣」，我是真的待過鄉
下，只因為太放鬆荒廢功課，被父母抓回身邊管教。

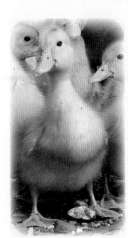

別搞錯了喔；
我是臺灣土番鴨的小鴨！
嘴呈長扁形、鼻孔位置較靠近
額頭及眼睛那端。

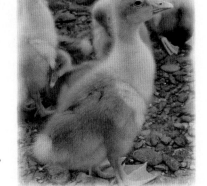

他是大白鵝的小鵝。
嘴呈角錐形、鼻孔約在上喙中間。

　　大家都說動物小的時候很可愛，所以很多人會想養迷你兔、迷你狗、迷你馬、迷你豬……長大後都把主人嚇壞了，因為變得比想像中還大隻。但養鴨子卻沒有這個問題，當一群鴨貝比在玩耍時，那種天不怕地不怕的模樣，真是惹人愛憐。

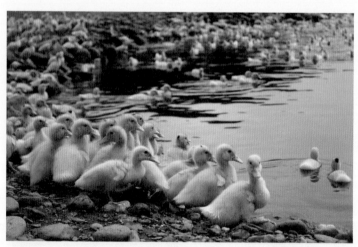

再看我一眼、再看我一眼，表情與肢體語言豐富的我們，會輸給那隻「聚氯乙烯」、只有一號表情的黃色小鴨嗎？

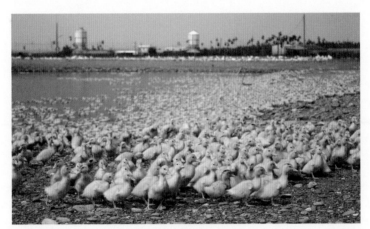

太陽實在太大了，不想中暑變成太陽公公的「烤鴨」，池塘中玩水的鴨群決定拍拍翅膀、搖著屁股上岸，各自哪邊涼快哪邊去。

　　小時候，農家養的鴨子，總是少少的幾隻，不管在後院的水塘戲水，或是稻田裡的玩鬧，而鴨子怎麼看牠，都會覺得就是那麼的可愛。當來到屏東的鴨子農場，每一區的鴨子都多到難以計數，在大大的池塘裡戲水，已經不是數大就是美的形容詞可以形容了，這是人生難以想像的近距離接觸。

　　我被一個對比的畫面吸引住了，那就是左邊池塘的鴨子們，很優雅安靜的玩水，右邊池塘的鴨子們，可真是吵得不得了，呱呱的叫個不停，當注意力被牠們吸引過去

時，聒噪聲真是叫人有崩潰感，同行的戴仁智，叫我仔細聽：「牠們在叫什麼？」我認真的閉起眼睛，靜靜的聽，但實在聽不出有什麼特別的呀？只覺得，非常、有夠、吵死啦！忽然想起小學時，老師罵我們：「吵死啦！你們這一群鴨子！」不禁莞爾的笑了出來，此時戴仁智卻說：「北京鴨是在說，你們臺灣熱死啦、熱死啦。」不知道這是出自東海大學畜牧研究所家禽達人的幽默，還是他真的讀到北京鴨的心聲。不過，臺灣相較於北京，夏天確實是滿熱的。

　　鴨子圓圓的眼睛在頭部的兩側，寬寬扁扁的嘴，上方左右側各有一個氣孔，這兩個氣孔其實也是鴨的鼻孔，還有著象徵高貴的長長脖子。鴨子走路時的小笨拙，跟趾間的蹼有關，據說也和視力平衡有關係，因為無法像人類的視角可以有焦點，所以透過小笨拙式的搖擺，可以達到視覺的焦點。走起來搖搖擺擺、屁股又尖又俏的模樣，想起誰了嗎？答對了！就是無人不知無人不曉的唐老鴨，真是可愛極了。生活在鄉間、水塘邊，時而戲水時而岸邊散步，鴨子其實很容易飼養，記得小時候，看阿嬤都餵鴨子菜園裡隨手摘下的「鴨B仔菜」，偶爾也會餵雜食，有什

麼吃什麼，胃口超好又不挑嘴，聽說母鴨貪吃，所以比公鴨好養、長得快。

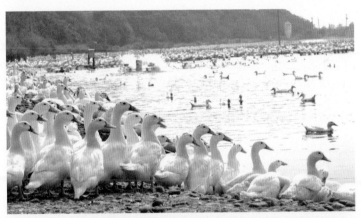

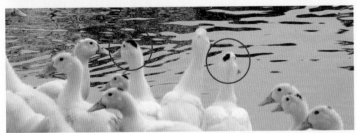

戴頂小黑帽、優雅安靜的「菜鴨」，有雙鵝黃色雙腳和粉紅小嘴；是怯生生的「小家碧玉」型鴨。

大方的北京鴨

　　北京鴨果然是大方的鴨子，嗓門大又不怕生，當我拿著攝影機經過牠們身邊時，牠們全靠過來親近我，幾千隻呱呱呱的交錯叫聲，讓我狂笑不已。

　　其實我並沒有很想要拍牠們，但這時聽到的是聲聲交錯的大嗓門在叫：「拍我，拍我，拍我！」實在太有趣了。我應該算是邊搶拍、邊加快腳步連走帶跑，老實說，有些怕牠們鴨子大軍，成群結伴來用「啄」的向我示好、爭取上鏡頭的機會，匆忙中連鏡頭蓋都來不及打開，先記錄下這些聒噪的聲音，心裡想著下回我在教育電台的廣播節目「鄉土戀眞情」中，就可以來做一集「朱一貴的鴨子兵團傳奇故事」廣播劇了。

　　明正阿伯告訴我，北京鴨是在 1954 年引進臺灣的，因爲生長期很快，所以是經濟效益很高的肉鴨品種，但可

惜體脂肪含量太高，肥嘟嘟的，加上牠們對臺灣的環境適
應力也比較差，所以飼養的量是比較少的。有些北京鴨是
用來配種用的，雜交後取其優點，正好可以改良純種的臺
灣鴨子，像是和土番鴨或是與菜鴨雜交，下一代肉的品質
會更好。世界上許多著名的肉鴨，也是透過北京鴨來改良
品種的。在臺灣因為北京鴨量少，肉品多半以冷凍分切加
工，或是取其脂肪多的優點來做北京烤鴨，因為鴨肉熔點
低，燒烤時香味四溢，太令人食指大動了。

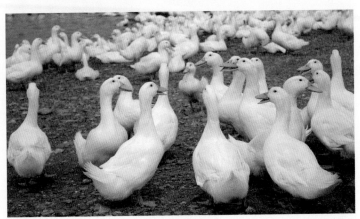

扯著嗓門聊天是生活樂趣；雖然也有雙鵝黃的ㄅㄚ，可我們的鴨嘴是黃色
的！重點，我們可是一群天不怕地不怕的熱血爺們、大娘，誰怕誰啊？

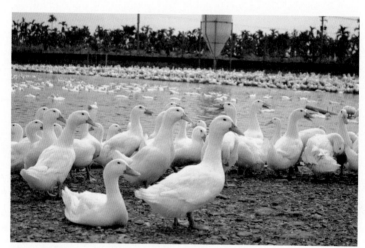

當然，優雅的「文化氣息」，北京鴨也是有的。

過黑水溝來的菜鴨

　　菜鴨來自閩南一帶，是跟著當年移民過黑水溝而來，早年許多農家在家中庭院飼養的鴨子，多屬於這個品種。

　　因為採用放牧飼養，所以鴨子活動空間很自由，牠們會自行覓食，經常在鄉間的稻田裡、溪中、河岸、田埂間看到牠們自在的搖頭晃腦前進，活像老學究做田野視察。菜鴨因為是跟著先祖移民而來，所以養鴨成了生活中加減貼補收入的副業，三百多年來，養鴨的產業從副業逐漸專業化，並也成為臺灣在地的特產代表。臺灣的菜鴨多半飼養在屏東或南部的縣市，因為都需要水塘，所以腹地都不小。

　　菜鴨 16 週即可開始生蛋，有褐色羽毛和白色羽毛兩個品種，褐色的公菜鴨的頭頸部呈暗綠色，羽毛有紫綠、暗藍等；母菜鴨顏色則較淡，母鴨尾部有性捲羽，公鴨則

沒有。白色菜鴨羽毛爲白色，鴨嘴及腳脛則爲橘黃色，不
論公母都有性捲羽在尾部，白色母菜鴨在產蛋期間，嘴和
腳脛都會出現黑色斑點，褐色菜鴨的蛋爲青色，白色菜鴨
的蛋爲白色，菜鴨所產的蛋，殼硬、產蛋率佳。

　　臺灣的農業發展，是全世界有目共睹的，從日治時代
開始，透過飼養、馴化、品系雜交，加值了優點，讓肉鴨
的品質更好，爲農民帶來更好的收入。就像菜鴨，頂著一
頂小黑帽的基因，卻不因雜交而消失，所以明顯可以看得
出來牠們代代相承的脈絡。

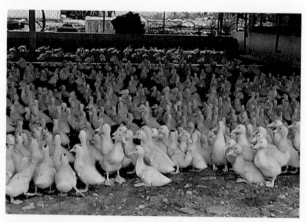

我們雖然體型嬌小，但健康有活力，大家吃的鴨蛋，皮蛋、鹹
蛋，多是我們所貢獻的。

黑羽土番鴨，果然「番」

記得當年讀居仁國中時，在一個初冬的早晨，天沒亮就得出門，趕搭六點的早班公車，很膽小的我本來就走得有些害怕，所以走得很急。突然間，耳後一陣急速的拍打聲迅速而來，都還來不及反應，就看到一隻全黑的鴨子，飛越過我的身旁，在我眼前落地後，又若無其事的搖擺離開。驚魂未定的被嚇一大跳，至今記憶猶新，這隻有低空飛行能力的鴨子，讓人好奇！

10 月 18 日，我簡直不敢相信自己的眼睛，造訪黑色番鴨的農場，牠們住的比我想像的還要好太多太多，和之前出機探訪的鴨寮比起來，簡直是享受「皇家禮遇」。帶我來的葉松基說：「這個品系的鴨子很珍貴，飼養的農家極少極少。」難怪這樣的環境，連人都很難享受得到。

番鴨原產在南美洲，學名爲 Cairina muschata，特徵

是臉部有紅色肉疣，鴨嘴為粉紅色，黑色的腳脛和蹼，雄鴨體型較雌鴨大。公鴨的標準體重在 4 公斤上下，母鴨約 3 公斤左右。這個品種的鴨子很兇悍，喜歡爭鬥，會飛。在中國的古籍裡稱牠為「麝香鴨」，也是臺灣在冬天袪寒的進補食材，用的即是紅面番鴨的公鴨。

農場主人阿伯說：「茉鴨仔足嘸膽耶！一隻老鼠囝，大家就驚呼覓嘸路。黑面番鴨就嘸同款啊，足恰耶呢！啥米攏嘛嘸刖驚！」

突然間，一群黑面番鴨展開群起攻擊的團體行動，嘶吼般的呱呱叫聲四起，同時掀起好大的灰塵，糗了！我趕緊抱住我的攝影機，動也不敢動，不確定是不是我驚擾到牠們，準備攻擊我。一陣哄堂大笑後，主人阿伯喊著：「嘸要緊、嘸要緊啦！有狗走過去，牠們不高興了。」厲害，連農場的大土狗都不看在眼裡，果然有夠恰！阿伯笑著解釋：「一般的鴨子，驚老鼠、驚狗、驚蛇、驚響雷公，什麼攏總驚，還箇會嚇到死咧！」

哇，原來兇悍的鴨子只是虛有其表在嚇「人」而已嘛，阿伯接著說：「有些專門飼養茉鴨的農場，會刻意養兩隻黑面番鴨當守衛來巡邏，免得鴨子們被這些外在的聲響干

擾而嚇死。」原來，鴨子的品系不同，個性真的差很多，黑面番鴨看起來很自我，但卻是鴨子界的「波麗士大人」，失敬了！雖然如此，我還是保持警覺，深怕自己不懂「碼頭規矩」，因冒犯而激怒了牠們。

　　說黑羽土番鴨是黑色羽毛鴨，似乎很不精準，近距離仔細觀察，會發現牠們身上的羽毛，是一種近乎科技感的金屬綠，羽翼上有白色的斑塊，及交織部分的黑羽，還有一雙大黑腳，據說牠們是 250 年前，就引進到臺灣了。

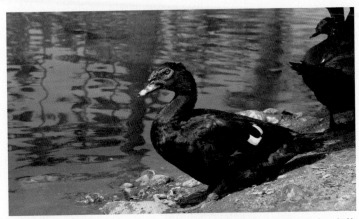

要不是天生就這張「兇悍」兼「不爽」的臉，鴨子界的「波麗士大人」怎能當之無愧？

　　黑羽土番鴨可達 3 公斤以上的體重，飼養期達數月，因為產量少，通常在市面上很少買得到，大多在臺北的環南市場，一到貨就被搶購一空，是很貴氣的；黑羽土番鴨的鴨肉，可是民間進補方的極品之一。

　　「番」字，在過去的臺灣慣用語中，有種難以溝通、兇悍的意思，而另一種描述的角度，則是非中原的產物，特別是中土以外的外族、或邊疆地帶來的文物、食材統統冠上「番」字，番鴨有個「番」，說明了牠們並不是中國原產的鴨子。據說約在 270 年前，才由東南亞引進中國，牠們是原產於南美洲和中美洲的鴨子，經長時間的飼養與馴化後，成為營養價值高的肉鴨。

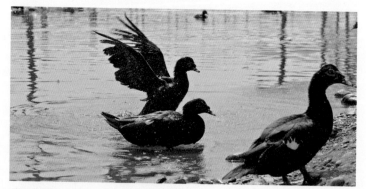

鴨子伸懶腰，難得一見，快去買樂透！

　　黑羽土番鴨又被簡稱為「紅面番鴨」，造成牠們看來兇悍的紅色肉塊，叫做肉瘤或肉疣，還被叫做疣鼻棲鴨、疣子鴨、紅鼻鴨、瘤頭鴨等等，肉疣會隨年紀越來越大塊而終至滿布全臉，還好這些母番鴨們，不知道有雷射除疤這件事。土番鴨是臺灣肉鴨的主要品種，是公番鴨和母菜鴨或北京鴨和該鴨的雜交，一般來說，土番鴨多為三個品種的雜交。市面上雖有黑色土番鴨和白色土番鴨，但以白羽品種居多。

　　土番鴨肉質鮮美又營養，飼養期依品種及熟成需求，屠齡為 10-19 週間，而冬天進補的薑母鴨，有些飼養期會達到 130 天。傳統上是選用紅面番鴨作為燉補的肉品，而紅面番鴨一般飼養期會較菜鴨或土番鴨更長，也會因應季節需求調整飼養的期間。

　　《本草綱目》記載：「鴨肉主大補虛勞，最消毒熱，利小便，除水腫，消脹滿，利臟腑，退瘡腫，定驚癇。」鴨是涼性肉品，烹調時可加入薑做調和，鴨肉富含蛋白質、維生素 A、B、E 及鉀、鐵、鈣、銅、鋅等營養素，脂肪熔點較其他肉品低，26.8℃油脂就融化了，並多為不飽和脂肪酸，不會造成健康負擔，是好消化的肉品。

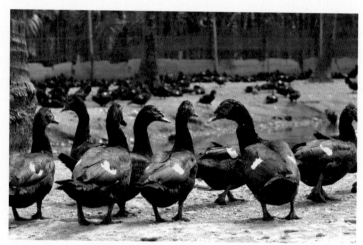

夏天雖然酷熱,但我們更討厭有「冬令進補」的時候!

比上不足、
比下有餘的白羽土番鴨

　　11 月天，還是滿熱的，被滿街的薑母鴨招牌誤導，我一度以為紅面番鴨都是黑色的，仁智聽到我的謬解，決定帶我去一趟南部，再拜訪白羽的紅面番鴨。這趟行程「畜牧老仙覺」明正阿伯也陪著我們去，路上他總是很無厘頭的逗著我們：「我可是當年金門八二三炮戰的英雄。」我怎麼算怎麼不對，那是民國 47 年的事，我不好意思問他今年貴庚？但明正阿伯怎麼看都絕對不可能快八十歲了。

　　一見到白羽紅面番鴨的家，就知道住家環境和黑羽紅面番鴨差很多，不過比上不足、比下有餘，比起菜鴨的農場環境又好得多。從這裡或許可以窺見牠們在市場的行情價值。不過不管黑羽或白羽番鴨的體型，真的比菜鴨大得多，但白羽番鴨的體型又比黑羽番鴨小得多。牠們比較不沉穩，呱呱叫聲又是此起彼落，相較於北京鴨，卻又安靜

了些；一樣愛講話，北京鴨屬於群體爭相發表型，像咱們
立委，各自扯著嗓門爭相表述，至於有沒有被聽進去，並
不重要。很機靈的白色番鴨，公鴨叫聲低沉而沙啞，但膽
子很大，母番鴨叫聲就輕柔許多，但容易受到驚嚇。出自
良心的建議：真的別惹「母」番鴨，牠們真的會豎起羽毛，
很兇悍的盯著你。

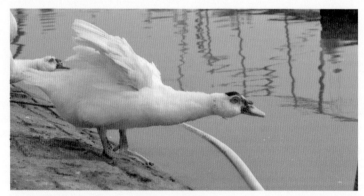

母老虎雖然兇悍，但白羽母番鴨也不遑多讓。

　　家禽養殖達人，卓元裕先生告訴我：「鴨子是需要光照
的禽類，以臺灣的地理環境來說，西部優於東部，南部優
於北部。雖然早年宜蘭有養鴨事業的發展，但因為光照不
足，無法有很好的育成效果，因而逐漸往中南部發展。」

　　飼養鴨子要有很大的腹地，因為水禽類都需要水池，牠們喜歡戲水玩耍，因此農場多採開放式的鴨舍，讓牠們自由活動。在專業的養殖農場，會採分齡分區管理，公鴨體型大會欺負母鴨；母鴨則較為貪吃，拚命搶食會讓公鴨吃不飽，影響公鴨的生長發育。此外，分齡飼養的好處，還可以避免疾病的傳播。

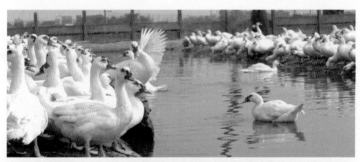

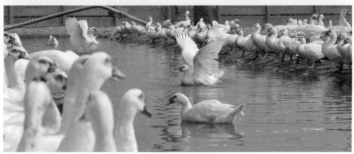

看，芭蕾舞的「天鵝湖」，其實鴨子也能跳的！

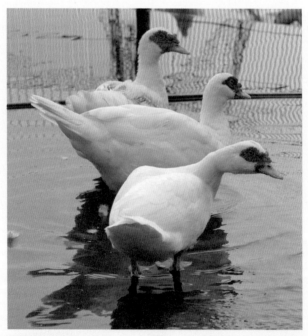

紅蘋果般臉龐＋潔白羽毛＋大黃腳丫，不發脾氣時，真的很吸睛
呢！

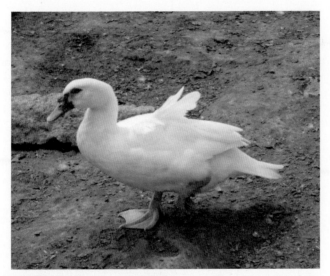

少年維特的煩惱，唉，我也是有的。

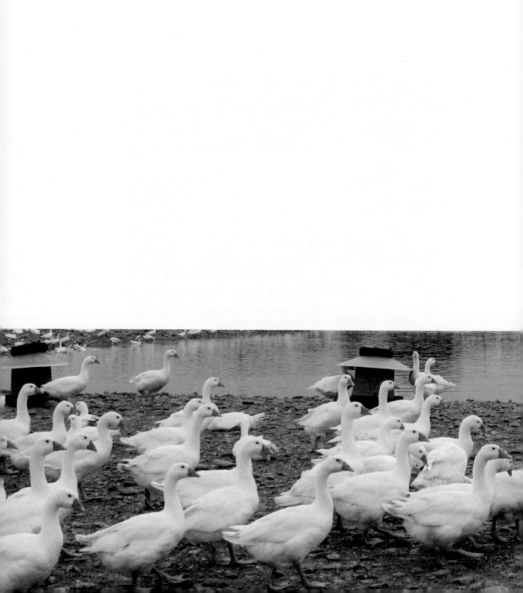

第三章

戲綠波的大白鵝

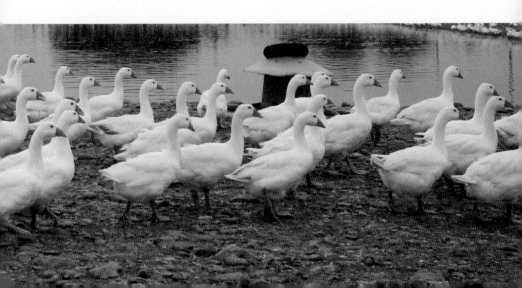

你一定也聽過這首歌：

我家門前有小河，後面有山坡；山坡上面野花多，野花紅似火；小河裡，有白鵝，鵝兒戲綠波；戲弄綠波，鵝兒快樂，昂首唱清歌。

整齊清潔才是王道

　　鵝群不像鴨子聒噪而紊亂，牠們有秩序的生活著，「愛整齊清潔」的牠們，不時舔著潔白而亮麗的羽毛，在陽光下更加的耀眼吸睛。即使從水裡起身，甩了幾下後，依然全身羽衣平整漂亮。這是因為鵝的尾部有分泌油脂的腺體，透過嘴的抹食，把油脂梳理到全身，看起來才會這麼的閃光油亮，而牠們肥肥尖尖的翹屁股、走起路來一跛一扭的模樣，果然風姿綽約極了。

　　養殖水禽類一定要有池塘，因為牠們生性就是喜歡玩水，而且牠們也會吃水中的動植物，只是鵝是相當敏感的動物，膽子很小，只要被驚嚇過，就會把你的身形深深的記在心中，下回看到你就會自動躲得遠遠的。

　　鵝和雞都有個習慣，就是常低頭啄食地上的小砂石，原因是鳥禽類都沒有牙齒，牠們必須經常藉由撿食進去的

小砂石在砂囊中磨碎食物，尤其吃下的是種子或是纖維質較高的草時，更需要靠石頭來幫助消化。

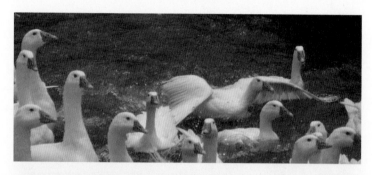

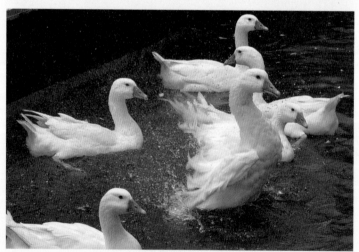

我們堅信「霓裳羽衣曲」的靈感，多少有來自於我們的翩翩舞姿……

空間不足會打架的鵝寶寶

鵝寶寶的健康很重要，飼養密度不能太高，要有充足的活動空間，若是空間不足，牠們可能會吵起來或互相啄食對方的羽毛。

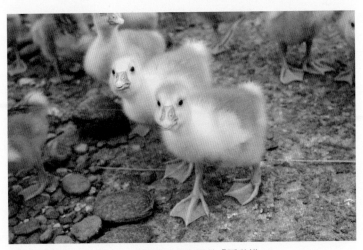

鵝寶寶守秩序的先決條件，是要給足夠空間的「隱私權」！

防疫部分，小鵝要預防的重點是病毒性腸炎，長到4週大時要施打霍亂疫苗，以確保健康。鵝的雜食性高，水裡的小魚小蝦、水草，都可以吃，飼育的農家也會用一些乾的糠麩和地瓜摻著餵食。專業農場會更精確的提供各種

營養配比的飼料，或是纖維較細緻的牧草給小鵝吃，補充
所需的各種營養。

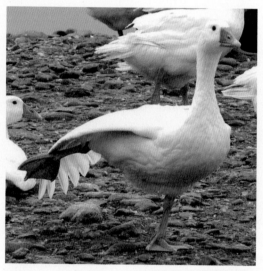

這招叫——金「鵝」獨立，下次別只會說金「雞」獨立了。

鵝是鵝，鴨是鴨，
別傻傻分不清

　　鵝和鴨，是臺灣農家最常飼養的水禽，但卻讓我很頭痛，乍看之下，很難分辨是鵝還是鴨，因此而常被嘲笑，真不好意思，已經不只是一兩回了。

鵝和鴨的超級比一比

名稱	鵝	鴨
嘴型	角錐形	長扁形
鼻孔	在上喙中間	靠近眼睛
體型	較大	較小
脖子	較長	較短
屁股	肥大	小小的
食物	喜歡吃水草	雜食，魚、螺肉、蝸牛等
習性	優雅有秩序	會爭奪搶食

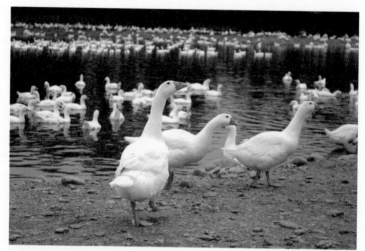

我們是鵝，美麗的大白鵝！

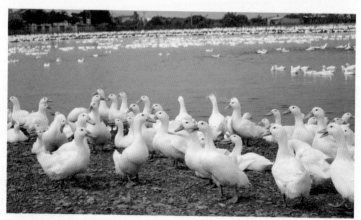

我們才是鴨子啦！

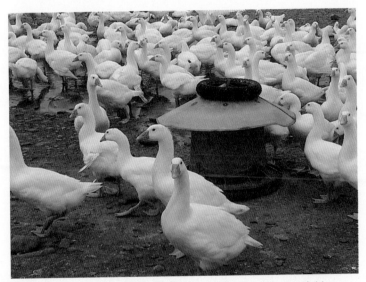

鵝族是「弱水三千只取一瓢飲」的奉行者，恪遵一生一世一夫一妻制。

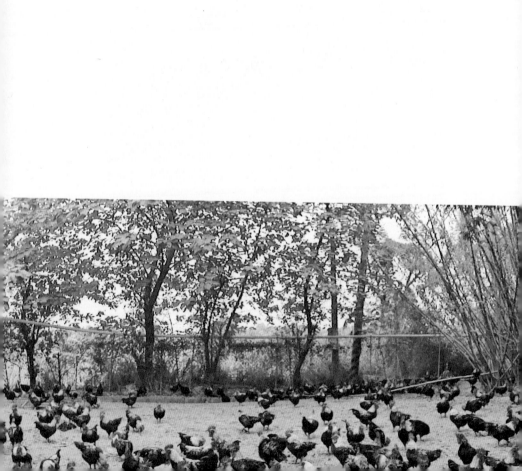

第四章

我們的出身，大家的食安

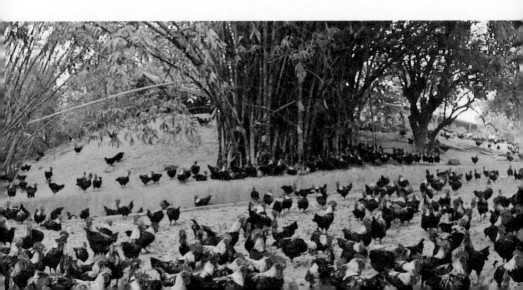

與價格成正比的空間成本

　　肉品的蛋白質，是人體重要的營養來源之一，古早的臺灣民間，物資缺乏、生活清苦，肉品是生病時才能吃到的營養補充品，很少作為經濟的主要來源。

　　早年農家養豬，養大了有專人來收購，幾乎村裡家家戶戶的後院都會搭建豬舍，特別是好好用心養頭母豬，就可以不斷的創造經濟效益，因為會有專門做「牽豬哥」生意的人，挨家挨戶帶公豬來配種。只要母豬生了小豬，這筆轉手的營收，對改善生活還真不無小補。但養家禽的經濟效益就沒這麼好，萬一不斷孵化養多了，還得面臨「多了米」的麻煩，意思是養了這麼一群，自家吃不完，賣又賣不到什麼好價錢，蝕本又做白工。

　　但隨著動物用藥的發達，養殖環境的改變，許多農村裡原本當副業的家禽飼養，越來越具規模，「養這麼多要

賣給誰？」的疑慮，也因著產銷鏈的組織建構，加上臺灣經濟狀況越來越起飛，家禽肉品市場的需求量前途一片光明，讓家禽飼養逐步走向具規模的專業化。

從農場到市場、到餐桌的產銷結構鏈經專業分工後，禽肉品質的要求也越來越被重視，依專業別的不同，以養雞場為例，臺灣有著各種不同的「種雞場」、「孵化場」、「養雞場」，而一個養雞場，還因飼育型態的不同，也區隔出各種不同的肉品市場，分工的精細，真讓人意想不到。

開放式雞舍

是指沒有門禁的雞舍，雞隻可以自由進出，通常是一片大型的山林腹地，以一個大範圍的鐵籬圍幕，阻絕外面的交流，飼養品種以放山雞居多。

開放式的雞舍，靠的是雞群們的自主管理，因為行為太過自由，所以牠們沒有門戶管理，雞舍採用人字形的屋頂，可以遮陽和避雨，空氣相當流通，內部裝置了高大的棲架，喜歡爬高的雞可以選擇飛躍到上面，有趣的是雞與雞之間沒有「搶地盤」問題，所以內場看來相當平順，相處融洽。

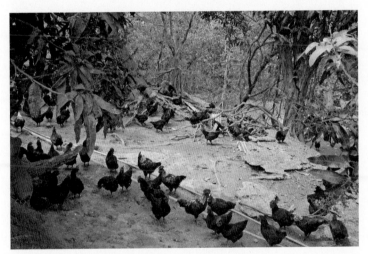

放山雞的豪宅天寬地闊、空氣清新，人類的豪宅沒得比！

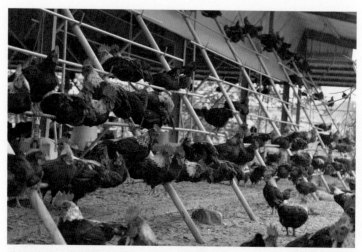

搶地盤這種吃飽沒事幹的事，我們可是不屑得很。

　　採用放牧方式養雞，有很高的風險，除了天災地變的
不可控因素外，選擇一個好地點很重要，可以避免與平地
的病菌近距離的交互感染，當然遠離塵囂，也可減少鳥類
不慎帶來的傳染。在山上放牧的雞群，農場主人多半還會
幫牠們準備牧草當頓「主食」，沒想到當雞群聞到牧草香，
或者是聽到給牧草的吆喝聲，從四面八方狂奔而來的景
象，讓我歎為觀止。

　　回憶小時候，我住在后里鄉下時，外婆也是放牧養雞

在自家庭院，沒養幾隻，白天就放牠們到處覓食，東揀西啃，地上的蟲、菜園裡的草，什麼都好吃，總是嘴巴沒停過。到了傍晚就看到外婆拿個舊鐵臉盆，用粗糠揉白米飯，扯著喉嚨喊著要雞隻回家吃飯。而來到這裡，看到這群在山上放牧的雞，竟然是如此的熱愛牧草，太意外了。

我特地去訪問了畜牧的專家林麗玲，她說家禽的成長營養，很著重在蛋白質和其他熱量的提供，乾芻飼料的製成中，維生素和微量元素可能會因而消失，特別是維生素，所以不完全能滿足雞隻成長的營養需求，而牧草正能提供許多微量的元素和維生素。因此有些雞農會以牧草來飼育，但通常不會把牧草養在雞舍邊，因為「雞不擇食」，會拚命的吃，牧草原很快就會被啃光光了。

早年的臺灣農村餵食雞隻不只是用飼料，還會丟一些像甘薯、地瓜葉、高麗菜或水果。牧草通常都要人工種植，再定時割下來餵雞，現在很多雞是採用狼尾草餵食，因為適口性很重要，再營養的牧草，雞也會挑食，口感不好就不會吸引牠們來吃。臺灣一般用在雞食牧草，多半是選擇質地較為柔嫩，快速生長，又營養的豆科植物，像是狼尾草就被廣泛的研究和使用。

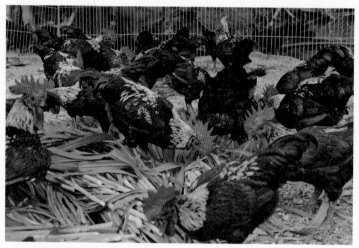

我吃、我吃、我頭也不抬的卯起來吃、吃、吃！

牧草富含纖維質、蛋白質、礦物質、維生素和微量元素等等；「天然ㄟ尚好！」人類不也是這樣在追求健康的嗎？

　　林麗玲強調，合併牧草飼育的作法，可以補充天然的色素和纖維質，還有許多的蛋白質、礦物質、維生素和微量元素等等，能補足生長所需。臺灣的家禽畜牧業不斷的在創新，聽到牧草畜養還不算特別，坊間還有中藥飼育或是蟲草飼育等等，讓人嘖嘖稱奇。中藥飼育或是蟲草飼育，一來成本太高了，二來要考量每一種食物是否能滿足雞隻成長的營養所需，才是重點。

放山雞家的水土保育

　　雖是個小故事，卻讓人感動：

　　這天，當來到南投的山上，農場阿伯養的雞剛被抓雞車收走，阿伯暫時讓養雞場周邊的坡地處於休養生息中，我們站在雞舍外的高台放眼看去，一覽無遺的綿延山景好美、空氣清新得讓人想專心享受呼吸就好！

　　這整座山，都是阿伯的家族產業，他們在山腳下養豬、半山腰種柳丁、山腰和山頂養放山雞。聊到興頭上，阿伯指著前方的一大片樹林，自豪的介紹：「那片山，原本飽受風雨摧殘，土石流嚴重；是我們家族，分好幾年，年年抽空種些便宜耐活的樹種如茄苳樹，來做水土保持，

幾十年下來，也茂茂密密的綠上山頭了。自己的土地、自
己的山林，等政府想到才來種樹、才來做水土保持，還不
如自己動手做來得實在。」

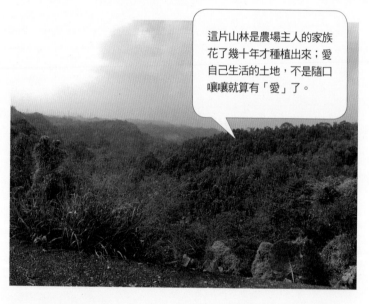

> 這片山林是農場主人的家族
> 花了幾十年才種植出來；愛
> 自己生活的土地，不是隨口
> 嚷嚷就算有「愛」了。

　　我在臉書和好朋友分享這件事，醫院的一位同事告訴
我：「記得我少年時，老家有能力的人，都流行買一兩粒
山置產，卻都是用來種檳榔樹，921 大地震後，許多的檳
榔樹都成了加重災情的兇手，果樹和檳榔樹是無助於山林

的水土保持，沒人去教育、去落實，天災的背後，總脫不了人禍。」他哀傷的神色令我印象深刻。

　　臺灣北部較潮濕，南部則是熱帶型氣候，平地一年有四分之一的時間，有充足的日照。依第五屆「數位地球國際研討會」徐天佑等人發表的「臺灣地區有關太陽能之日照時間之探討研究」結果顯示：北部日照時數年平均低於 2000 小時，中部大於 2000 小時，南部大約在 2000 小時，東部則小於 2000 小時。

　　因此，南部日照時數大於北部，西部大於東部；氣候不僅影響農作物的生長，也影響畜牧業，我們不難發現臺灣的放山雞，多半飼育在南部的山區，而喜歡大量日照的鴨、鵝也是以雲林、屏東養殖最多。早年的蘭陽平原因為雨量豐沛，有許多天然的小溪流和池塘，也有許多副業型的養鴨人家，但因為交通不便，很難提供西部新鮮的肉品市場，所以才改以醃製或煙燻的方法先保存，再長途運送到西部，宜蘭相當出名的鴨賞，便是因這樣的時空背景而揚名的特產。

　　臺灣民眾偏愛放山雞，號稱口感美味第一；養在世外桃源裡的大型土雞養雞場，靠的就是山野間的天然屏障，

農場經常是隱身在人煙稀少的山林之中,四周除被樹林層層圍繞外,農場同時也會在周遭廣種牧草,形成多一層的天然防疫屏障。不過,偶爾也可能會遇上零星飛來的野鳥,樹叢裡的小松鼠……只是遠離人群,會少了貓呀狗呀的「閒雜人等」來干擾,整體環境清幽純淨多了。

凡是「腳」都要消毒

　　透過層層關係，才能帶著攝影機到關仔嶺等地拜訪養雞農場，農場主人絲毫不敢大意，現泡消毒藥水放置在鐵盆裡，要我的腳和攝影機腳架，都得泡在藥水先消毒，才能放行。

　　而我們一路風塵僕僕南下的車子，更是在距離籠舍前一段距離就得停車，然後步行過去；為的是怕人或車子將病菌帶入。這樣的嚴格把關，連飼料補給車、抓雞車也都一視同仁，都必須經過消毒噴霧來管制進出。農場平時除了委託契養的肉品廠、巡檢人員、獸醫外，是一律謝絕訪客的，所以能夠進到裡面拍攝，真的是很難得的禮遇。

　　臺灣位於副熱帶與熱帶的環境，夏天可是會熱到中暑外，當然也容易讓病菌迅速繁殖，所以每當一批熟成的雞隻被收走後，通常雞舍會做一段時間的靜置與消毒，避免

場內隱藏的病源，萬一跨批交互感染就不好了。

半開放式雞舍

有門禁管理，有一定的活動空間，讓雞群在封閉的範圍內「放風」活動活動，是屬腹地較小的養雞場。飼養品種以特殊飼糧飼育的土雞居多，像蟲草或靈芝。

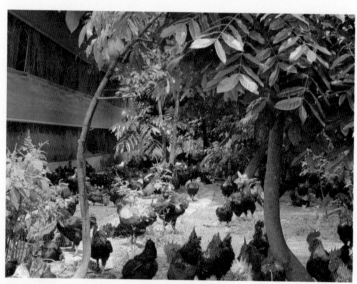

難得「放風」，當然要獨享片刻自由自在的「冥想」！

半側壁開放雞舍

半測壁開放，是要讓空氣多流通，不過在夏天若吹進去的是熱風，反而讓雞舍的溫度升高，不利雞隻的健康，因此有些農家會設計一些灑水的設備，讓雞隻可以舒適的居住。

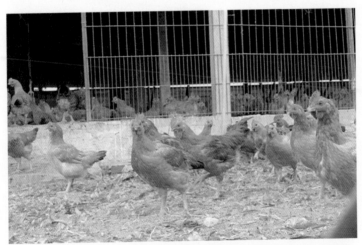

別笑白肉雞「嬌生慣養」懶得動，現在你們人類還不是很多人，把小孩當白肉雞在養！

籠舍飼育

以室內飼育的方式，電腦化自動控制溫度、濕度、光線，俗稱「無窗禽舍」。密閉式雞舍，必須藉由大型的排氣風扇，以負壓的方式將污濁的空氣排出，新鮮的空氣、飼料、水，則是透過自動系統送入雞舍中，並以人工照明，替代了陽光，是個冬暖夏涼的控制環境。有的雞舍外面設有水簾，透過水的流動阻絕病菌、灰塵等污染；餵食則採定時提供定量的飼料，飼養品種為一般的白肉雞。

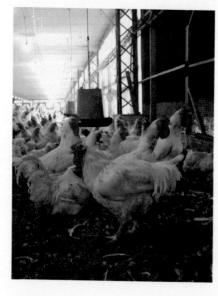

瞧白肉雞的福態，有一好比，多像肥不隆冬、久坐又不愛動的人類「上班族」。

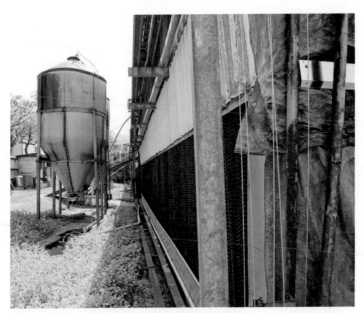

黑網是負壓調控的水簾設備，用來隔絕灰塵與細菌。

　　養雞場的「生物安全防範」是防疫工作最基礎的一環，做得好，可以減少病原微生物入侵雞群，不管是病毒、細菌及寄生蟲，都可能影響雞隻的生長。一般來說，白肉雞都養在籠舍裡，而封閉式的環境，透過水幕的流動，負壓控制恆溫在27℃，藉以阻絕由空氣中帶入病菌的可能，稱之為「水簾」。

鴨或鵝的開放飼養

　　大自然環境再好，先決條件，農場還是一定要有活水的池塘來飼養。

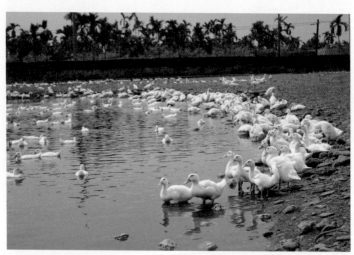

我們最喜歡在這裡唱首鳳飛飛的歌：涼呀涼呀涼涼呀涼，陣陣涼風吹得我——喔、喔、喔……

空間也是一種成本

臺灣在民國 87 年通過了畜牧法，對於防範畜牧污染，促進畜牧事業發展都有明文規範，尤其是畜牧場設施及佔地比例、負責人的畜牧專業、種源及遺傳、屠宰場的設置、官方派遣獸醫師，及污染防治等等，都有設置專門規範條款。畜牧法對於畜牧業的管理，最大的好處莫過於動物與消費者，因為有了更好的衛生與人道生活環境，消費者也可以安心的吃到健康的優質肉品。

放牧，是最能讓飼育的家禽可以盡興無壓力的成長，然而空間也是一種成本，且放牧農場也必須有更嚴謹的防疫設施，以避免雞群無範圍的放山後，各自旅行去，走失了，農民的心血也就泡湯了。一般來說土雞的飼養空間通常較大，環境的設備也較完善，當然相對的營運成本也會增加許多，這也是土雞的價格，始終比舍籠飼養的白肉雞價錢還要高的原因之一。

契約化經營，
從「選育種」開始

　　「物競天擇」的道理，在禽肉的選育工作上一樣被重視。就肉雞來說，要選生長快、羽毛發育完整、顏色漂亮、深膚色、體格強健、腳脛黑又有力、雞冠大且鮮紅直立、公母體型接近、肉質風味佳等等的上選品種，但許多時候想要集完美於一身是有困難的，畢竟膚色、體格、腳脛，有很多是取決於原始基因。

　　雞肉的風味及口感，關係著養育過程的飼料、飲用水或其他環境因素也都會影響到；所以有時集各種優點的品種，並不是那麼容易取得。對目前市場趨勢的「契約化經營」來說，「選育種」是一件很重要的工作。找到好的品種，透過專業的人工授精過程，而後產下「種蛋」是優質化雞品種的第一步，而且為整個養雞產業最重要的工作。

照蛋

阿嬤在孵化的過程中，也會把蛋拿到燈下看，小時候只覺得好玩，我從來不求甚解，只知道阿嬤會說：「這粒有形，這粒無形。」無形的蛋我喜歡，因為阿嬤就會煎來加菜給大家吃。

透過農場主人的解說，我們才了解，原來在專業孵化的過程中，第 5 天和第 14 天都必須照蛋，目的是要「檢查胚胎」，第一次是檢查有沒有受精？第二次是檢查胚胎是否發育完全？一開始檢查蛋若沒有受精，就可以拿去當菜餚處理。市售的蛋雖然是沒受精的蛋，不過那是專門下蛋的蛋雞生的，是不經受精的蛋。

種蛋的孵化技術

記得小時候，我看過阿嬤細心的在協助家裡飼養的雞鴨孵蛋，除了母雞或母鴨自己蹲在蛋上孵化外，也會看到阿嬤把蛋集中在破布或乾草上，綁個黃色的電燈泡，小心的孵著牠們。每次有小雞敲著蛋殼想要破殼而出時，我都會好興奮的蹲在一旁緊盯著牠們，經過一段時間的又敲又

啄，同一隻母雞下的蛋，就會在接近的時間，嘟嘟嘟的先後啄破蛋殼來報到，接著雞寶寶們以微弱的啁啾聲，宣告「我出生了！」剛出生的小動物總是特別的毛茸茸，眼神澄澈無辜，就像人類的小 baby 一樣，惹人愛憐！

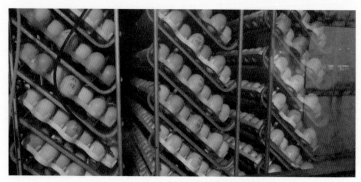

交給 AI 智慧孵的蛋，「媽媽溫暖的懷抱」已成歷史名詞。

迪士尼卡通裡，母雞用腦轉動蛋後，繼續蹲下孵蛋的逗趣畫面，在現實的孵化工作是必要的！因爲剛生下來的蛋，蛋黃比重較大，但在孵化的過程中比重會減輕，若不翻蛋，蛋黃會因爲浮在蛋白上與壓縮氣室的空間接觸，而使胚胎死亡，專業的設備，會定時左右更換 45 度的傾斜方向，透過「轉蛋」，這是爲使得種蛋孵化的成功率更高。

在孵化場整整 21 天中的孵育期間，每個階段都有不

同的照顧責任，現在的孵化的技術都是電腦化管理，不僅控溫、控濕，也會依禽蛋的屬性、孕育的時程，給予符合需求的環境調整，在衛生條件的控管方面更是嚴苛，務必要求孵化的產能要謹慎小心、好上更好。

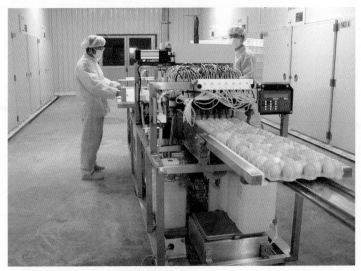

從「蛋」變「小雞」，也是需要產檢的啦！

　　雖然農家的婆婆媽媽們，用經驗和簡單的工具孵蛋，已經比母雞自己孵成功率還高了，但面對於大量飼育的需求，孵化場還是得借重科技的輔助，來提更良率與產質，

創造更好的商機，也顧及食安的問題。

　　來到孵化場，農場主人「很勉爲其難」的讓我們參觀，除了全套的防疫著裝外，我們進出還必須經過噴霧消毒的門禁關卡，但一切都只能遠觀，專業的孵化設備，包含有孵化器、空氣攪拌器、熱源設備、溫度調節器、噴霧器等等，使得環境可以依孵化過程的需求，調控溫度、濕度，特別是空氣攪拌器，是透過風葉作用，讓空氣平均的分布在蛋殼上，目的是透過每秒風速在 8-300 公分下，達到各處溫度的一致性。

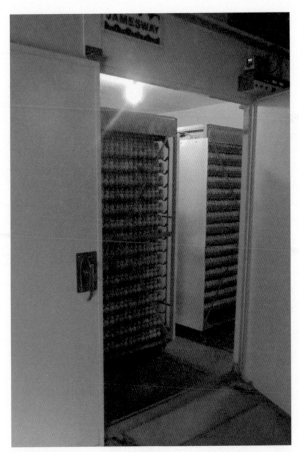

孵化場管制很嚴，我們是進不去內場的，只能隔著玻璃拍下這些排列整齊的種蛋，我不禁想起威爾‧史密斯主演的一部電影《機械公敵》（*I, Robot*）中的那些……

雛雞報到

初生的小雞還不太能站立，稚氣的模樣讓人憐惜。據說嬰幼兒之所以可愛，是因爲鼻樑比較短，隨著成長，鼻樑才會漸漸變長，長出一張成熟的臉。

家禽類也一樣，雛雞的臉型較短，破蛋後 4-5 個小時才會站立，工作人員馬上開始做公母的鑑別，因爲專業的農場通常不會公母混養，一方面個性不同，另一方面體型有差，還有市場也有需求的區隔。比如七夕傳統是拜母雞、七月半普渡用公雞、燉補喜歡老母雞、煮湯或做雞精又喜歡嬌小的土雞，所以分辨公母也是重要的工作。

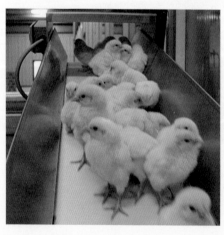

孵化場輸送帶上，完全搞不清楚狀況「自然呆」的萌小雞們。

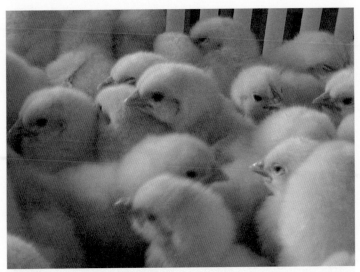

塑膠欄框，是我們同一批孵化的小雞 baby 嬰兒床⋯⋯找不到爸爸，看不到媽媽，我們只能彼此相依相偎取暖。

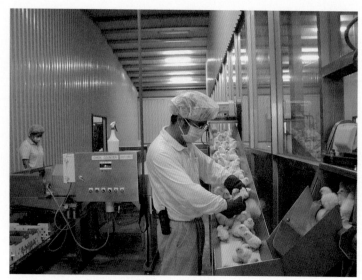

這樣大剌剌的看人家是男生還是女生，很害羞ㄟ！

一樣要打預防針的小雞 baby

小雞寶寶出生後，和小嬰兒一樣，都要打預防針，而且小雞 baby 在不同時期出生，也有當期的疫苗要接種。只因這個世界充滿著微生物，小小雞出生一樣就得面臨健康上的挑戰，若沒有基礎抗體，很容易陣夭折。這種情形在放養或半開放的農舍，都是很大的顧慮，所以預防針不能少，通常剛出生雛雞施打的預防針爲「馬立克病疫苗」；沒有打預防針之前，小小雞是不能出產房到育雛室的。是因爲這個疾病對於雞隻的影響很大，它是一種疱疹病毒，會從空氣傳染或是接觸病雞的毛屑、使用過的器具等，發病時會侵犯神經或內臟，死亡率很高，接種疫苗可以保護雞隻的健康。

不過鴨寶寶和鵝寶寶也有自己的預防針，鵝怕病毒性腸炎，鴨則擔心病毒性肝炎，總之打完預防針，有了健康寶寶的紀錄，才能搬進育雛室。家禽使用的疫苗和人類一樣，可分爲活毒減毒疫苗和死毒疫苗兩種，可以從飲水給予、噴霧、點眼鼻或皮下、肌肉注射等來完成接種。疫苗的種類很多，一般不會選擇全部接種，遇上流行期，除了

加強防疫工作，避免外人的靠近，也要儘快接種疫苗，一般接種後約要 6-10 天才會產生抗體，起效後在一個月左右達到最高的保護力，抗體至少可以維持 4-6 個月左右。可預防像是禽痘、新城病、傳染性支氣管炎、家禽腦脊髓炎及腺病毒引起的肝炎等等。

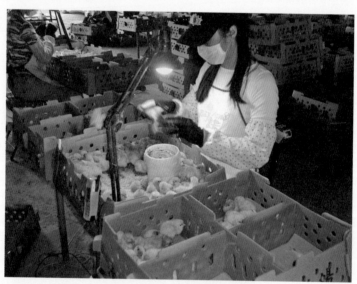

在沒有「被秀秀」的呵護下打預防針，要靠自己勇敢！

小小一顆蛋，大有學問

蛋是最直接的蛋白質來源，一顆小小的蛋，竟可以孵化出一隻小家禽，可見它的營養是多麼有價值。以雞蛋來說，蛋黃佔了 30％，是雞蛋裡最多營養儲存的地方，但不同的蛋，仍有其獨特優勢的營養價值。

雞蛋

雞蛋含有微量元素和多種維生素，尤其是富含鐵質，對於細胞修復與營養提供優質來源。讀者朋友在選購雞蛋時，有沒有發現雞蛋中，蛋殼顏色多不一樣，有粉紅、淺綠、偏紅、偏黃色的不同蛋殼，其實就營養價值而言，差異性並不大。

鴨蛋

營養高於雞蛋，但因為比雞蛋略有腥味，所以在市場上大多以加工呈現，如不少人愛的鹹蛋、皮蛋，因為鐵質和鈣質豐富，所以適合成長中的孩子食用。

鵝蛋

營養更甚於雞蛋或鴨蛋，尤其是蛋白質，很多人會拿鵝蛋來燉補。

蛋也有保存期限

蛋是農產品，所以選擇有 CAS 認證的比較有保障，在賣場或超市購買的蛋類產品，因全程在安全的溫度下運送，新鮮度較無疑慮；且常見的「洗選蛋」，因已經過清潔，更加安全。

一般蛋買回來是需要放入冰箱冷藏保存的，購買回來應先用濕的衛生紙擦拭，以避免家禽排泄物帶來的病菌，但不可以用水清洗，自來水的微生物，也有可能從蛋殼污染進去。但在放置入冰箱時，要將尖端朝下，讓蛋的氣孔

保持在上方，維持蛋活性，這樣可以保存久一點。

　　不過因爲菜市場或傳統零售雜貨店的蛋，並沒有標示生產日期，買回家最好儘快食用完；千萬別放置超過一個月，有時會因爲病菌或氣孔被蛋白淹沒，可能會造成蛋的腐敗甚至臭掉。

別生吃雞蛋

　　雞肉的污染除了怕禽流感外，另外就是沙門氏菌的感染，所以千萬別生吃雞蛋！尤其是在冬天時吃火鍋，許多人喜歡用生蛋來作調醬，很容易吃進病菌而得腸炎，把蛋煮熟來吃才是最安全的吃法。

鹹鴨蛋的挑選

　　鹹鴨蛋很好吃，尤其是在炒苦瓜、地瓜葉或空心菜時特別有味道，但是因爲含鈉量太高，有心血管疾病的人應該小心選用。購買回來的鹹蛋應該還是要放置冰箱較爲安全，選購時要挑蛋殼完整，無斑點，表面光滑的蛋，而且不要太常食用哦！

皮蛋

　　是鴨蛋的加工品，但重金屬一直是它難擺脫的陰影，因爲皮蛋製作過程中，必須要用強鹼來分解蛋白質，使它成爲凝固狀態，所以銅和鉛的添加時有所聞，爲了避免重金屬的傷害，購買有 CAS 認證的商品，起碼比較安心。

飼糧的營養與添加物

衛生的管理是相當重要的工作，對放養的開放雞舍更加的重要，因為一般白肉雞的飼養環境全在電腦化控制的環境下，不太可能發生交叉感染，除非飼育的人自己帶進去。但放養或開放雞舍較擔心媒介帶入，非飼主、昆蟲或小動物都可能帶入，像貓、狗或山裡的老鼠，前一批雞若有群聚感染的問題，就得要徹底的清洗消毒，才能迎接下一批雞的進駐。

飼育的營養

選種育種是最開始的選擇，但真正影響雞肉口感與風味的，多半是飼育的方式與營養，如放牧雞和放山雞，肌肉比較結實，風味較接近古早認知的雞肉口感。白肉雞因為全在室內控溫、控濕的自動化飼養，雞隻的運動量不

足，口感也會較鬆軟。我們都知道雞肉是很好的蛋白質來源，除了本身肌肉的組成外，其實好的飼料配比，會讓雞隻健康茁壯。飼料的調配除了可提供熱量、蛋白質、礦物質及維生素的添加，雞隻不同的生命時期，有必要的營養需求，在專業飼育的照顧下，營養需求是必須精算的。

熱量的來源有碳水化合物類的玉米、高粱、大麥、小麥、地瓜、樹薯、米糠等；蛋白質類食物則有麩、花生粕、油粕、胡麻粕、菜籽粕、魚粉、肉粉等；礦物質的補充有鈣、磷、鈉、氯及微量元素鐵、銅、鋅、錳、碘、鈷、硒等，維生素類的營養包括了 A、D、E、K、B 群等，像牧草或商業配方的飼料，都會特別斟酌添加相關的營養素。

飼育的添加物

類胡蘿蔔素

有段時間，大家流傳的蛋黃是不是紅仁的較營養，但專家卻給了否定的答案，因為是可以從飼料來調整一顆雞蛋的顏色，包含蛋殼和蛋黃，這是一種長期累積的色素，

類胡蘿蔔素便是一種常見的添加物，它可以改變雞的皮膚、腳脛和蛋黃顏色。另外一種會改變顏色的飼料，是脫水苜蓿，一樣富含類胡蘿蔔素裡的葉黃素，而脫水苜蓿也富含了其他維生素，是營養的乾芻飼料。

牧草

綠色的牧草如狼尾草 (台畜三號) 是最常用來養放牧雞時的飼糧，富含葉綠素及纖維素，一樣可以左右雞隻的皮膚顏色。狼尾草是熱帶牧草，高約 100 公分左右，夏天長得好，冬天就比較差，所以通常使用牧草當飼糧的方式，還是會佐以乾芻飼料，雞隻才足以溫飽。

為穩定飼料營養成分的添加物

黏著劑

因為雞喜歡啄食粒狀的東西，所以也會添加一些黏著劑，例如使用糖蜜、膠豆粉當黏著劑，本身也同時具有營養，這類的黏著劑是不錯的選擇。

藥物

抗氧化劑的添加，有時是為了穩定營養素，如維生素類；有時也會在飼料中添加抗球蟲的藥劑或驅蟲劑，這是因為雞經常在地上東啄啄西啄啄，難免會吃進寄生蟲，而影響雞隻的營養及腸胃健康。其他常見的藥物還有抗生素及抗黴菌的藥物，相關的使用時機及用量，農委會都有規範，為了禽肉食品安全，業主應該以環境衛生的維護，取代藥物濫用，以免被檢驗出藥物殘留，而被農委會處罰。

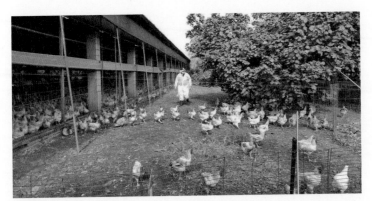

來做健康體檢的「科學怪人」！

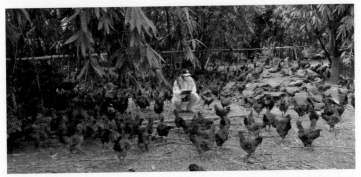

科學怪人抽查主人有沒有餵食了不該餵的東西，他是用剪羽毛來判讀，像人類也用毛髮驗吸毒，有異曲同工之妙。

特色雞

　　肉雞的市場因為豬價上揚而越來越被重視，在食品安全的要求之下，許多「特色雞」紛紛出爐，如牧草雞、蟲草雞、玉米雞、靈芝雞、人參雞等等。飼糧的種類實在太多，不管是用什麼樣的飼糧，搭配乾芻和雞隻該有的營養是必然的，雞隻的營養或許因飼糧的配方略有差異，但禽肉提供的營養價值卻是接近的。一隻雞不會因為是吃人參長大的，就可以直接煮成人參雞湯，只能說在飼育過程中，對家禽本身的健康和營養比較好，長得更結實，雞肉風味更佳。

　　重點在於，不論是用什麼飼糧養雞，適口性很重要，如果雞隻就是吃起來不好吃，牠們就是不愛吃，但餓了又不得不吃，被迫只能選擇農場給的飼糧，換作是人吃東西的心情當然不佳，這對「人道飼育」而言，是不是也該考慮一下，給雞應有的尊重？

上市前的把關與驗證

不管是放養的土雞或是籠舍飼育的肉雞，到了成熟期時，有信譽的肉品公司會在抓雞前 5 天，先做一次藥物殘留或疾病的驗證，而驗證的工作也都會委託第三方的公正單位一起做檢驗，在經過專業的認證把關後，確認無疾病傳染與藥物殘留後，才會派車抓雞。

出雞

確認雞隻健康無虞，也無藥殘後，電宰公司就會派車抓雞。通常抓雞會選在夜間進行，因為雞在夜間的視力不好，另一方面在夜裡因為雞隻看不清楚被轉換環境，而產生焦慮，農家會協助將雞聚集後，分批裝進籠子，再送上收雞車，這才算完成了出雞的工作。

雞隻體重的秘密

雞隻在議定電宰日前 8 小時會停止飼餵，但有些農家為了增加重量，會大量餵食，反而會造成屠宰時的污染，所以專業的電宰公司在出車前，和到電宰場時，都會分別記錄重量，稱重的另一個原因是擔心運送過程中，雞隻會發生脫水不適，對於雞隻的健康現況，是必須謹慎把關的。而有部分謹慎的電宰公司，還會做屠宰後的第三方複驗，顧及商譽的謹慎程度，可讓消費者放心。

電宰程序

一連串的食安事件，讓許多傳統的食物採買觀念都面臨改變，過去傳統市場現宰的雞肉，因為處在市場的開放環境中，許多的微生物都容易混雜沾黏在肉品上。尤其是在夏季的高溫下，即使是標榜現殺的溫體雞，肉品也會快速的變質，一個早市賣下來，少說也得經過 2-6 小時，才會進得了消費者家的冰箱或被開始料理，其實肉品都已經污染了。

合格的肉品公司會從契作農場就得做好縝密完善的把

關，參與了整個產銷結構鏈的運作，才能安全的為民眾食品安全把關，專業的畜牧人員從選種、飼育過程、飼料種類、用藥、健康狀況檢視、派車收雞等等，到了電宰廠又必須在一個有安全管控的環境作業、肉品的運送也是全程低溫，高規格的食品安全是不能略過每一個環結，才能確保民眾的健康。

專業的電宰環境，是維持室溫在 12℃以下，並採自動化的電宰設備；而人道屠宰的首要條件，是讓雞隻無感下進行，所以會透過電昏、放血等等程序，屠宰全程低溫的環境，也確保肉品維持在 7℃以下的鮮度，農委會也會派駐獸醫在場內，逐隻檢查雞隻的健康狀況，一旦發現不健康，會立即報廢處理。

電宰的禽肉內臟是會被取出的，並包含去頭、去腳，在清洗乾淨後，迅速使其內部溫度降到 4℃以下，肉品會依市場需求以全雞或分切處理，並依保存方式分為冷凍或冷藏的方式處理。

冷凍作業

冷凍作業是為保持肉品的鮮度，以及不破壞肉品的品

質。正常的肉品會含水，冷凍過程中會結成冰晶，將肉品間的空隙撐開，而破壞到肉品的口感，所以專業的電宰場會以急速冷凍的方式，來減少傷害。急凍的速度越快，冰晶形成得越小，越不會影響到肉品，這就是電宰工廠的設備差異，好的電宰場必須要與時俱進的更新設備，只是每部機器動輒數百萬到上千萬，都是數千萬的「消費者健康」不菲投資。

低溫配送

不論是冷藏或冷凍，雞肉的運送過程應該要全程採低溫的運送，專業電宰公司的物流車，都有車溫記錄器及GPS，行車中隨時記錄車子的位置、速度及車箱內的溫度，駕駛座也能同步看到目前的溫度現況。

在此建議讀者朋友們，為了避免因各種不良的因素污染到肉品，購買時認明有防檢局屠宰衛生合格標誌的肉品，是可以讓消費者相對安全的優良肉品選擇。

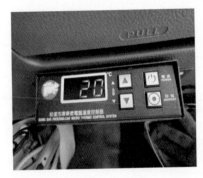

駕駛座前隨時都可掌控的「車溫記錄器」。

防檢局屠宰衛生合格標章

「冷凍」肉？「冷藏」肉？

自從禽肉進入電動屠宰的規範後，上市場採購時，學會分辨不同藏鮮的冷凍方式，就非常重要。依照農委會的規定，賣場裡的禽肉是必須要清楚標示「冷凍雞肉」、「解凍雞肉」或「冷藏雞肉」，並且要分開區域販賣，不可以

擺放在一起。

　　這樣的規定，是爲了避免業者將冷凍肉解凍後，當成價位較高的冷藏肉販賣，農委會隨時會在賣場抽驗冷藏肉品肌漿中的粒腺體，HADH 酵素的活性，以確定是否爲先冷凍而再被解凍的肉品。因爲被凍結過的肉，肌肉細胞的粒腺體會被破壞，而在解凍之時，粒腺體中的酵素就會被釋放到肌漿中，因此透過抽驗，確保了消費者購買肉品的品質。「冷凍雞肉」、「解凍雞肉」或「冷藏雞肉」，分別的差異性在於：

冷凍雞肉

雞肉中心溫度爲 -18℃以下；保存期限爲半年到 10 個月。

― 冷凍肉品的選購 ―

- 冷凍相較於冷藏是更能保護食物的安全性，因爲微生物可能會被凍死，或是幾乎停止活動，食物就比較不會發生腐敗的問題。只是，若不是由屠宰場在第一時間以急速冷凍的方式處理，肉品的口感是會

被改變。鮮度與美味也會略差。

● 有許多冷凍肉品是採用真空包裝，「真空」是指在封包前，須先將袋內的空氣完全抽出，再加以封口。真空包裝的製程上，更加的嚴謹，多半是以自動化機器將肉品做規格化的分切，再自動化包裝入袋，整個過程會比傳統的包裝更加的安全，可以避免微生物的繁殖污染食物。

● 在賣場購買肉品，應以兩天內會烹調的份量為原則，不要買了鮮肉，卻冷凍到美味盡失。

冷藏雞肉

雞肉中心溫度應維持在 -2℃ -7℃，保存期限僅有短短的 2-3 天。

― 冷藏肉品的選購 ―

● 冷藏是最能保留肉品的鮮度與美味，還能降低微生物的活性。因為降低分解酵素的能力，使得肉品的品質被保留，但時間卻不能太長，以免脫水或造成微生物繼續生成，而累積了生菌的機會。

● 冰箱的循環溫度應在 18℃以下，才能足以讓食物保鮮，但有時會因爲過度的包裝或放入保鮮盒裡保存，而使得食品溫度略高，反而是造成食物腐敗的原因。

解凍雞肉

冷凍雞肉用回溫方式、放在冷藏區，解凍後保存期限爲 4 天。

如何選購 CAS 肉品

CAS 是臺灣優良農產品證明標章，也是國產農產品及加工品的一個最高品質代表。行政院農業委員會從民國 78 年開始推動認證的計劃，在 93 年將各項食品安全的認證以 CAS 作為最高品質的單一形象代表標誌，並公布「優良農產品證明標章認證及驗證作業辦法」。

這麼多年來，透過食品上張貼的 CAS 標章，以及各媒體的宣導，已經成為消費者可以信任，高品質的優良農產品認證。要申請驗證的過程，須經過相當嚴謹專家的評核，要先通過認證，產品才可以標示 CAS 標章，成為消費者的食安信賴。

CAS 的標章並不是永久的授權使用

就算已經拿到 CAS 標章的產品，每年一樣要接受督

導與查驗，從生產端的原料、環境設施、生產管理、設備條件、人員的衛生從業規範，到銷售端的食品安全查驗，CAS 是一個整合的食品安全把關措施。只要業者稍有疏忽或是單一產品被抽驗三次不合格，明顯的品質下降，會被取消使用資格。如何選購 CAS 標章的產品，消費者可觀察：

- 包裝上印有標章。
- 包裝完整外觀良好，並於冷藏設備＜7℃或冷凍設備＜-18℃下儲運販售。
- 選擇具有清楚標示如：品名、原料、淨重、食品添加物名稱、營養標示、有效日期、保存條件、廠商名稱、地址、電話、原產地等內容。
- 販賣場所的衛生條件良好，包括陳列櫃、刀具、砧板、磅秤、包材等。
- 商品流通率高的場所購買。
- 冷藏生鮮肉應注意觸感柔軟、肉色正常，比如豬肉呈鮮紅色，雞肉呈淡紅色，鴨肉呈深紅色，牛肉呈櫻桃紅色，表面有光澤，血水少且以保鮮膜封好。
- 冷凍生鮮肉則應堅硬，包裝牢固密封，有明確標

示，無乾燥脫水現象。

加工肉品的選擇

- 具有妥善密封包裝的產品。
- 若以真空包裝肉品，應注意無失真空現象。
- 充氮包裝應無膨包現象。
- 滲出的汁液有沒有混濁狀。
- 肉品外觀顏色正常。
- 乾燥類的肉品應注意有沒有發霉。

冷凍肉品的保鮮

現在能夠天天上市場，當天現買現煮的家庭，真的不多，因此在肉類買回家的保鮮方面，需多加注意：

離開冷凍櫃不宜太久

購買冷凍肉品後，最好在 20-30 分鐘內，放入家中冰箱，沿途應以保冷袋保護。

分裝使用量

購買量大時，應先分切，並依每次使用量分裝，再放入冰箱冷凍櫃存放。

解凍

當天要烹調的冷凍肉，應於前一天取出，改置冰箱冷藏室中解凍。

空氣排出

無論冷藏或冷凍的肉品，必須先以塑膠袋或保鮮膜包好，並儘量把袋內空氣排出。

先買先食用

處理且分裝好的肉品，須標上購買日期，以「先買先食用」為原則，於保存期限內食用完。

冷空氣要循環良好

冰箱內的存放容量應在 80％以下，以維持冷空氣能

循環良好。

優質的蛋白質來源，禽肉

禽肉是低熱量的白肉，富含高蛋白，所以是燉補或補元氣的首選，尤其是雞肉裡有必需胺基酸，可以促進身體代謝。人體需要的營養素，大部分的胺基酸都不能由人體自行合成，因此需要由食物來提供。

雞

雞肉裡含蛋白質最多的部位依序是里肌肉、雞胸、雞腿，雞心的蛋白質雖豐富，但為了避免藥物殘留，還是不建議食用。

鴨

鴨肉的蛋白質比雞肉還要豐富，並且含有不飽和脂肪酸，可以降低血液中的膽固醇，也是很有價值的禽肉。

鵝

鵝肉相較於雞鴨，是蛋白質含量較少的禽肉品。

　　不過不管是哪一類的禽肉，除了有優質的蛋白質外，也富含多種維生素，很適合老人和小孩食用，對於青壯年朋友也是營養與能量補充首選的健康肉品。

農委會公告可驗證家禽類肉品的認證單位

驗證機構名稱	可辦理驗證業務範圍	認證到期日
財團法人臺灣優良農產品發展協會	家禽	2016/09/04
財團法人中央畜產會	家禽、畜禽加工	2016/09/04
財團法人農業科技研究院	家禽、家畜	2016/08/07
暐凱國際檢驗科技股份有限公司	家禽、畜禽加工	2016/05/01

資料來源：臺灣農產品安全追溯資訊網 TAFT

臺灣合法的家禽屠宰商

北區合法屠宰商

屠宰場名稱	聯絡地址	聯絡電話
臺北市家禽批發市場	臺北市萬華區環河南路二段 338 號	(02)2591-5150
超秦企業股份有限公司	桃園縣桃園市永安路 1063 號	(03)341-1111
保證責任臺灣省北臺肉雞運銷合作社	桃園縣大園鄉三石村三塊石 45 之 51 號	(03)383-5116
利農屠宰場	桃園縣大園鄉溪海村柴梳崙 16 之 12 號	(03)386-7990
富農屠宰場	桃園縣大園鄉後厝村中華路 593 號	(03)356-2353
德志發屠宰場	新竹縣新豐鄉員山村 2 鄰員山 25 之 2 號	(03)556-3219
和慶屠宰場	新竹縣新埔鎮文山里 27 鄰褒忠路 353 巷 260 號	(03)588-9938
聯福屠宰場	新竹縣竹北市聯興里 12 鄰水防道路 1 段 489-1 號	(03)555-3025

成全屠宰場	苗栗縣竹南鎮公義里6鄰大坪 19 之 5 號	(037)582-875
村福屠宰場	苗栗縣竹南鎮崎頂里12鄰東崎頂 15 之 5 號	(037)583-878
德賢屠宰場	桃園縣大園鄉田心村30鄰崁腳 38 之 2 號	(03)386-5959
一心屠宰場	桃園縣大園鄉溪海村17鄰 30 之 2 號	(03)385-1111
盛隆屠宰場	桃園縣大園鄉後厝村2鄰後厝 21 之 25 號	(03)323-3328

中區合法屠宰商

屠宰場名稱	聯絡地址	聯絡電話
台中市肉品市場股份有限公司	台中市北區建成里興進路 1 號	(04)2238-7997 0938-018-888 （陳富德）
耀陞食品股份有限公司	台中縣大肚鄉營埔村1鄰營埔巷 1 之 10 號	(04)2693-2099
聯合屠宰場	台中縣外埔鄉土城村1鄰土城東路 6 號	(04)2683-0399
興中台股份有限公司	彰化縣埤頭鄉大湖村中央路 89 之 10 號	(04)892-7800

國興冷凍肉品股份有限公司附設屠宰場	彰化縣大城鄉西港村5鄰中央路1-6號	(04)894-1999
凱馨實業股份有限公司二廠	雲林縣斗六市引善路196號	(05)534-7888
東峰股份有限公司	雲林縣斗六市榴中里復興路28號	(05)557-0757
東豪冷凍食品股份有限公司	雲林縣斗南鎮小東里德業路33巷2號	(05)597-1135
慶豐屠宰場	雲林縣元長鄉西莊村西庄109-17號	(05)788-6185
褒忠鄉農會附設家禽屠宰場	雲林縣褒忠鄉中勝村14鄰中正路650-1號	(05)697-2009
臺灣卜蜂企業股份有限公司南投肉品加工廠	南投市南崗工業區工業東路17號	(049)225-5337
全宏食品企業有限公司	南投縣埔里鎮南村里7鄰中山路4段206之3號	(049)291-2493
紳豐畜產加工股份有限公司	南投縣竹山鎮鯉南路118-35號	(049)263-6575
鴻群冷凍食品股份有限公司	彰化縣大城鄉東港村福建路75號	(04)894-5919
啓揚食品股份有限公司	雲林縣臺西鄉牛厝村成功路172號之9	(05)787-7667

南區合法屠宰商

屠宰場名稱	聯絡地址	聯絡電話
羅記屠宰場	嘉義縣溪口鄉溪東村 1 鄰溪民路 102 號	(05)269-1236
大成長城企業股份有限公司柳營肉品廠	台南縣柳營鄉士林村柳營路 1 段 491 巷 128 弄 11 號	(06)622-4666
鹽水鎮冷凍肉雞產銷班肉雞電宰廠	台南縣鹽水鎮孫厝里 4 之 9 號	(06)655-2151
友宏有限公司	高雄縣阿蓮鄉港後村崙頂 1 之 10 號	(07)631-7135
農生企業股份有限公司屏東冷凍廠	屏東縣里港鄉載興村新民路 11 之 6 號	(08)775-3131
永源有限公司	屏東縣長治鄉崙上村崑崙路 152 號	(08)762-5962
高揚冷凍食品股份有限公司	屏東縣高樹鄉新南村大和路 1 之 10 號	(08)796-5345
立蜂實業有限公司	屏東縣萬丹鄉社中村榮寮 138 之 17 號	(08)707-5590
振聲冷凍食品股份有限公司	屏東縣鹽埔鄉新二村維新路 168 之 8 號	(08)793-3121~4
明鴻冷凍食品股份有限公司	屏東縣鹽埔鄉新圍村豐隆路 81 之 1 號	(08)793-6862

萬丹屠宰場	屏東縣萬丹鄉上村村 6 鄰大圳路 99 號	(08)707-3740
北境食品有限公司	屏東縣長治鄉繁榮村 1 鄰新榮路 3-40 號	(08)762-6916
佳益冷凍食品股份 有限公司	屏東縣潮州鎮三星里 潮州路 1153 號	(08)786-1126

東區合法屠宰商

屠宰場名稱	聯絡地址	聯絡電話
勝贏屠宰場	宜蘭縣壯圍鄉新南村 11 鄰新南路 96-7 號	(03)938-5421
清豐家禽屠宰場	宜蘭縣員山鄉尚德村 18 鄰大鬮路 35-20 號	(03)932-5835
格全屠宰場	花蓮縣玉里鎮三民里 8 鄰三民 6 之 5 號	0937-161-323
木村屠宰場	花蓮縣壽豐村壽豐鄉 平和村 13 鄰四區 1 之 6 號	0926-571-358
東輝屠宰場	臺東縣臺東市臨海路 2 段 410 號	(089)323-521
富甲屠宰場	臺東縣臺東市民航 1010 號	(089)227-037

資料來源：行政院農委會臺灣黃金雞黃金攤商俱樂部

禽流感，
讓臺灣正視人道屠宰

　　民國 95 年初，歐洲、亞洲、非洲都發生了 H5N1 的禽流感疫情且迅速蔓延，因而引發了全世界對家禽的恐慌。聯合國官方指定的公衛專家 Nabarro 提出警告：「全球性禽流感，最多將有一億五千萬人感染致死！」世界衛生組織（WHO）的官方，還進一步估計：「死亡人數將在 2 萬到 500 萬之間。」雖然最後證實災情沒這麼嚴重，但也足以說明禽流感是禽類最恐懼的殺手，但鳥禽天上飛，在開放空間飼育土雞的農場主人，時時都得擔心天上掉下來的不是禮物，而是飛來橫禍。

　　別以為關在籠子裡養的雞就沒事，密集空間傳染病的傳播力更是驚人，經常一夕間，幾個月的心血毀於一旦。於是在民國 102 年 5 月 17 日，官方公告實施全國性傳統市場禁宰活禽政策，正式將家禽類屠宰也納入電宰的規

範，等同於宣告傳統市場嚴禁私宰雞隻，溫體雞肉等於新鮮雞肉的訴求消失了；雖然傳統市場雞販們反彈很大，但為了避免禽流感跨物種感染給人類，這是必然的作法。

對習慣上傳統市場購買每日現殺新鮮的雞，已成歷年來生活習慣的婆婆媽媽們，當然對電宰雞也有意見，源自代代相傳的觀念，只有眼見活蹦亂跳、現抓、現宰、現煮的雞，認知上這樣的雞肉，才是最新鮮、上等的極品。

記得當民國 75 年，臺灣第一間家禽類電宰廠成立，而這個創舉並不為國人所喜好，因為大家一時間改不了「吃現殺的才新鮮」思維，電宰廠肉品根本乏人問津，大筆從歐洲採購自動化電宰設備的企業，重重的摔了個大跟斗。而當時，也是國際間不斷倡導「人道屠宰」的訴求，卻無法瞬間改變國人的消費習慣。若不是禽流感的世界性大流行，主管機關和衛生專家擔心禽流感和人類跨物種交叉感染，從雞瘟變人瘟而一發難以收拾，嚴禁傳統市場的私宰，臺灣也因此正式的走入了「人道屠宰」的新紀元。

流感，大家都不陌生，加上「禽」字，想當然耳就是鳥禽類的流行性感冒，不論是陸禽、水禽、鳥類，牠們被禽類流行性感冒病毒所傳染的，是一種 A 型流感病毒的

亞型，包含 H1N1、H5N1、H7N9，以感染禽類為主的病毒。以 H7N9 為例，目前僅能透過禽類傳染給人，但不排除未來會出現人傳人的可能。事實上禽流感病毒只會在鳥禽類間傳播，很少會傳染給不同物種，但若有一種從來沒在人類之中傳播的新病毒出現時，就可能引發大流行。

　　陸禽類，指的是經常在地面活動，很早就被人類馴化飼養，例如雞、火雞、雉、鷓鴣、孔雀、鵪鶉、鴕鳥等。水禽類是能在各種類群水域活動，從海洋到內陸的河流、湖泊，都有水禽的身影，牠們喜歡團體行動。而鳥類是最防不勝防的禽流感傳播媒介，成群結隊的長途飛行，讓防疫很難滴水不漏。

　　全球有幾次令人驚駭的禽流感大流行，而且都證明了在人類間有傳染的能力，但其實禽流感的傳染，是必須有近距離的接觸，才會發生人傳人的情況，稱為「有限性人傳人」，不像一般的流行性感冒，是「有效性人傳人」的危險。因此假設一群人（比如飼主），與同一族群的禽流感病毒經常近距離的接觸，確實是有相當的危機。

H5N1

H5N1 的流感病毒，主要感染鳥類，病毒可在候鳥或其他遷徙鳥的腸內容物中分離出。由於病毒抗原的變異，包含水鳥禽類、貓科動物、非人類靈長類等等物種，都有被發現感染過 H5N1 流感病毒。染病初期，會出現類流感的症狀，如：發燒、喉嚨痛、咳嗽、肌肉痠痛、頭痛、全身倦怠及腸胃症狀等等；部分患者會有嘔吐、腹瀉和腹痛等症狀。H5N1 患者可能在發病數天後，發生呼吸困難等下呼吸道症狀。依現有經驗，許多病人出現嚴重的臨床症狀，快速惡化或死亡，致死率高達五成以上。

根據衛福部疾病管制署全球資訊網的訊息，世界衛生組織公告：2013 年全球共 7 國通報 39 例，人類感染 H5N1 禽流感確診病例，以柬埔寨 26 例最多，患者男女比率相當，以兒童及年輕族群為多。多數患者發病前曾有與病死禽鳥共處的暴露史，或群聚事件通報。2014 年 1 月-7 月中旬，全球共有 18 例確定病例，其中有 8 例死亡；WHO 針對全球整體風險評估認為，因 H5N1 禽流感病毒持續於禽鳥間傳播，仍可能發生有散發性或小型群聚的人

類感染病例，好在目前尚未發現 H5N1 病毒可有效人傳人，所以社區間的傳播風險仍低。

H7N9

H7N9 禽流感病毒（H7N9 Avian Influenza virus），是 A 型流感病毒亞型，並由三種不同禽流感病毒株的基因重組而成。

罹病初期會出現 A 型流感的典型症狀，發燒、咳嗽、呼吸短促等，病程快速進展下可能發生肺炎併發急性呼吸窘迫症候群、敗血性休克、多重器官衰竭而導致死亡；致死率約 2-3 成。目前發現的案例大多是輕症病例，而且都曾經與禽鳥、鳥類排泄物或禽鳥所在環境接觸，特別是出入活禽市場的紀錄。H7N9 流感病毒也可能具有限性人傳人的能力，但目前尚沒有人傳人的證據。根據衛福部疾病管制署全球資訊網的訊息，臺灣 H7N9 流感確診 4 例，死亡 1 例，香港與臺灣的病例，皆從中國大陸而來。

禽流感的防範

降低暴露在可能受感染禽鳥之中，是最安全的禽流感

防護。但對從事禽鳥相關工作的朋友，要比一般人多小心：

施打流感疫苗

包括常與禽鳥或其排泄物接觸者、醫療工作者，每年都應依規定，接受流感疫苗的施打，避免同時感染人或禽流感病毒，並降低病毒重組導致新病毒出現的機會。

做好個人衛生

禽流感流行期間應該避免接觸禽鳥類，萬一接觸禽鳥或其排泄物，應以標準洗手法，立即用肥皂徹底清洗雙手。尤其到疫區旅遊，千萬避免接觸禽鳥，並且勤洗手。

禽類食材煮熟再吃

禽流感病毒不耐熱，所以只要以56℃以上的溫度，持續加熱3小時，或100℃加熱2分鐘，均可將病毒破壞，所以在食用雞、鴨、鵝肉及蛋類食品，切記要煮熟後再食用。

烹煮時要特別注意肉類應徹底煮熟，並確認肉類的中

心點熟化；購買雞蛋應先清去糞便污漬再放入冰箱；雞蛋徹底煮熟，蛋黃及蛋白要完全熟透；生食和熟食砧板與菜刀應有所分別。

禁止私宰活禽

一般感染的禽鳥是禁止販售的，選擇家禽類肉品，應打破溫體現殺最新鮮的迷思，專業電宰廠或是禽肉食品公司都有契作配合的農場，在飼養期間就透過完善的產銷鏈管理制度，取雞前、宰殺後均有相關的檢驗報告，甚至於有許多廠商已能做到產品履歷、溯源及逐批檢驗的制度，食用更安心。

當懷疑被感染

H5N1 及 H7N9，若經醫師診斷後，醫院會於 24 小時內，以上網、傳真或電話等方式通報。有關國際間禽流感疫情與相關防治措施，可至衛生福利部疾病管制署的網站傳染病專區查詢：http://www.cdc.gov.tw

專訪

產官學界話說食安

你也可以做聰明的食安柯南

專訪／長庚醫院腎臟科 ● 顏宗海主治醫師

　　談到食安，我們以前會立刻想到林杰樑醫師，現在則經常看到顏宗海醫師站上第一線，為民眾把關。所以我也帶著好多的疑問，和這本書的完稿，來到臺北長庚醫院拜訪顏宗海醫師。

　　以前，我們相信品牌知名度，認為大品牌都自律嚴謹，但自從大統油品事件後，瓦解了我們對品牌的迷思，顏醫師說：「找一家能夠信任的公司吧！」在媒體多元的時代裡，彷彿全民也都成了狗仔了，即使是小小食安細節，都有可能被人揭露，所以唯有懂得愛惜羽毛的公司，用心而守法在每一個生產的細節裡，消費者才有保障。

從產銷履歷中看食安

　　現在許多產品都有公開透明的產銷履歷的資訊，透過

查詢，就能清楚知道這個產品原始端生產的過程，是誰生產的？產地在哪？怎麼品管生產的？而食品標示嚴格被落實，也能清楚過程中，又被添加了哪些東西，甚至於有些具有公信力的專業檢驗室，還經國家認證許可，可受託提供具有公信力的報告，這些都是加值產業的方法，也是民眾最想知道的保障。

「垃圾呷、垃圾大、垃圾肥」是過去式

　　大家對自己的健康都很在意，也無法容許任何不安的因子，損及我們自己的身體，所以現在極少人會用過去「垃圾呷、垃圾大、垃圾肥」的態度，來看待日常的飲食。發達的網路資訊，讓現代人的敏銳度更高，仔細斟酌更可以讓我們自己就有能力把關食安。

　　顏宗海提出人人都可以是「自己食安的柯南」概念，他的意思是，透過延伸產銷履歷的資訊，為自己的食品把關。近年來太多的食安新聞連環爆，讓民眾對原本單純的「民以食為天」，變得終日人心惶惶，明明吃喝拉撒睡，是人生最基本原始的生存需求，卻讓大家擔心害怕不知道吃進嘴裡的這樣食物，真的天然純淨？沒有不該添加的東西

混在其中嗎？

你也想當一下自己健康的柯南先生嗎？顏醫師建議的步驟很簡單，大家都不難做到：

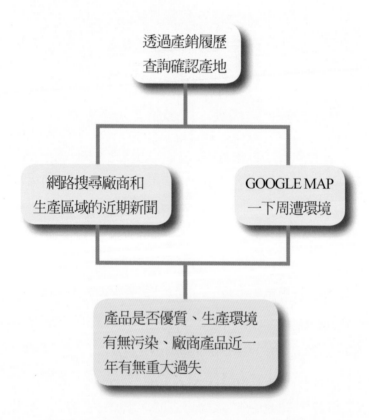

這些來自環境的污染

面對食安，大家經常習慣把焦點放在產品本身，但有時卻是生產者的無心之過。舉例來說，過去曾經發生過的病菌感染、鎘米事件、農作物中毒等等食安事件，很多時候是來自農場或田地附近工廠的排放廢水，這些不曾經過處理的毒水，滲透進土地、污染周遭的環境，而影響環境周邊無辜的動植物的生長。

以鉛為例，鉛是嚴重危害人體健康的重金屬，但過去的生活中有很多物品，都需要用鉛來製作，像是紅蠟燭、口紅、彩色筆、洋娃娃、玩具、糖果紙等等，而這些都是近距離接觸人體的生活物品。連接八里與淡水交通的關渡大橋，一彎長「紅」橫跨淡水河，是北臺灣知名的景觀之一，卻因風吹日曬雨淋，時日一久，造成紅漆脫落，飄落進淡水河，無辜的魚吃了進去，造成集體鉛中毒。

農地受污染的事件層出不窮，有時來自於廢棄物的堆積溶解，還有燃燒電池的結果，所以農場周邊的環境，也是間接影響農產品品質與安全的重要關鍵。近年來大量的中藥材由中國和東南亞輸入，也有多起被驗出含重金屬的

案例，推論很有可能也是源自於土地的污染。

　　農地受污染有時來自於廢棄物的堆積溶解、燃燒電池的結果，所以農場周邊的環境，也是間接影響農產品的品質與安全的重要關鍵。直到現在，還是有不少農夫習慣在自家田裡焚燒垃圾，這也會連帶的燒出許多有毒物來，滲透到土壤外，透過空氣飄散、污染周遭環境，再被動物呼吸進肺裡，一樣會累積毒素在體內，危及肉品的健康。而比較為人擔憂的，是大部分食品驗證都著重在抗生素和重金屬，很少會去檢驗因焚燒而產生的毒物戴奧辛。

非關風水的可怕重金屬

　　工業發展曾經讓臺灣的農村升級，在工廠做工遠比在大太陽下或風雨中耕田、種菜還要好。而當工業環境在鄉村紛紛拓展開工廠後的今天，醫界發現許多疾病竟是因此而來。以鉛為例，一位不知道自己的土地已被鉛污染的農夫，繼續種著他的稻子和蔬果，還養了雞鴨鵝，稻子賣剩的自己吃，蔬菜要煮前再去摘，雞鴨鵝養大了，就殺來吃，這一幅自給自足的農家樂模樣，應該是只能委身在都市叢林裡的我們最羨慕的。

但才初老的長輩們，開始罹患了失智症；青壯年的農夫，全身痠痛卻找不到原因，也經常因手腳無力而跌倒；更可怕的是發育中的小朋友，因為神經毒性而影響大腦發育，輕者有注意力缺失或過動的問題，重者影響智力。而長期的接觸鉛者，累積若干年後，可導致慢性貧血、腎功能會變差，增加罹患高血壓、痛風及心血管疾病的危險，嚴重者還會中風。以傳統的觀念，村裡會傳：「這家人的風水一定是出了問題。」但找風水師來看，並沒有能力解決，因為破壞風水的，是工廠的廢水。

顏宗海的肉品食安須知

肉品是人類最好的蛋白質來源，而蛋白質又是生命不可或缺的營養素，所以選擇好的肉品，是相當重要的，顏宗海提出幾個需要注意的肉品食安須知：

- 選擇有 CAS 認證的肉品。
- 選擇優質及信用的供應商。
- 平時多注意食安的相關新聞。
- 絕對不吃內臟、雞皮、雞胗、雞腳、雞脖子、鴨舌、鴨腳、鴨肝、肥肉等，會蓄積藥物或病菌的部

位。

- 肉品買回來應儘速放進冰箱。

- 徹底煮熟再食用。

- 健康吃肉，不要吃高溫烹調或以雞鴨鵝油等動物油作為烹調油脂。

- 多吃原形優質肉品，不吃劣質肉品加工的食品。

- 不要迷信溫體現殺，要選擇全程低溫屠宰與運送保存有專業設備的物流公司。

- 注意肉品鮮度，避免買到灌水肉、添加藥劑保鮮的肉品。

當肉吃太多時，你可以這麼做

不管是重金屬、環境荷爾蒙、抗生素等等因素的污染，都可以藉由飲食內容的調整，協助排除危害因素。

毒物的性質	代謝的部位	飲食內容的調整
水溶性毒物	泌尿道	多喝白開水、多吃新鮮蔬果促進排泄，纖維質高的蔬果，可以加速腸胃道內容物的清除。
脂溶性毒物	腸胃道	

抗生素，非萬惡不赦

抗生素的發明救了人類，但抗生素的濫用，也毀了人類的健康，唯有善用它的好，慎用它的效果，才能確保救命時的好能力。

站在醫療的角度，看動物的抗生素使用，顏宗海並不建議預防性的使用抗生素，生病治病的道理固然是要被肯定，當飼養的家禽生病時，為了避免傳染擴大，造成飼養者的心血泡湯，由獸醫診斷下使用抗生素是必要的。家禽養殖場應該依循農委會的公告，合法使用抗生素，並遵照停藥期規定，不要將生病或已病死的雞隻宰殺出售。此外每種抗生素都有它的半衰期，所以停藥期間不同，養殖戶在使用前，請務必要仔細看清藥品標籤上所標示的停藥相關規定。

禁藥，千萬別濫用

抗生素的殘留，對人體的健康不只是眾所周知的抗藥性，雖然累積在人體的抗藥性是一件很令人擔憂的事情，當一個很少生病的健康之人，突然生病需要用藥時，往往

一線抗生素無效，是很匪夷所思的。

　　還有一些藥品，或許動物的臨床效果很好，但卻因為太不利於人類的健康，會被農委會公告禁用，比如氯黴素、甲磺氯黴素、氟化氯黴素等，這些藥物傷及健康常見的是誘發過敏，造成蕁麻疹和導致血癌。

　　除了動物飼育的添加外，新聞事件裡經常看到的就是貢丸被驗出有氯，可能是由飼料所污染，因為飼料的供應商不太可能主動去添加重金屬或藥品，大多是運送過程中被交叉污染。所以載送飼料的車子最好是專用，避免其他貨品殘留物污染了飼料，當然飼主更不該為了讓飼成率增加，而濫用藥物。

為增加重量而浸泡磷酸鹽或灌水

　　增加肉品重量的作法，也是對健康相當不利的，如肉品浸泡磷酸鹽，在牛肉、羊肉、蝦、魚等等肉品都有被檢驗出過。磷酸鹽是一種保水劑，使用的目的多半為了增加肉品的重量，好賺到更多的利潤，但磷酸鹽過量會引起血管鈣化、傷害腎臟功能，以及增加心臟血管疾病的發生率，百害而無一益。而如果只是灌水來增加重量，還得考

量的是自來水本身的微生物，當被灌進肉裡後，食物就容易腐敗，隱藏的細菌量的風險，也是不容小覷。

肉品雖營養，也要吃到健康

消費者或許無法完全掌控產銷過程，不見得買到手的肉品，就是品質安全的食物，所以除了透過一些資訊的查詢保障基本安全外，也要有一個安全的保存方式：

● 儘量從冷藏或冷凍櫃中購買肉品

因為全程低溫的製程，以及超市販售時的保存方式，可保持肉品的鮮度品質和安全，另外超市產品有明確的標示，與製造及有效日期，可以清楚產品的賞味期限。

● 購買肉品後，應儘速放進自家的冰箱

在超市或賣場選購商品時，應先採買乾貨及生活用品，把生鮮肉品放在最後購買，購買完生鮮肉品後就別再逛了，儘速回家放入冰箱。放冷藏需儘快在一兩天內烹調食用；冷凍則別失溫太久，導致完全解凍，一到家請立即冰回冷凍庫，一樣記得要儘早食用。冷凍庫的肉品若要烹

調，最好提前一天將其放在冷藏區解凍，千萬不要放在室溫裡大半天，尤其是在夏天，腐敗的速度很快。

● 蛋白質的特性

肉品的營養價值在於蛋白質，是人類很重要的生命需求，通常國人沒有吃生禽肉的習慣，但卻有過度烹調的問題。

肉品加熱應以 100℃煮熟為條件，應避免高溫燒烤，因為高溫燒烤的溫度通常在 200℃以上，會使蛋白質釋出異環胺，長期過量食用易導致大腸癌。近五、六年來，大腸癌已成為國人的頭號殺手，平均每 37 分鐘，就有一位罹患者出現，為了健康，燒烤雖美味誘人，還是適可而止。肉品加熱，可以減低傳染病的威脅，有時在屠宰前可能牲畜已經生病，透過加熱烹調可以減少威脅，像是禽流感只要透過 100℃的烹調，就可以避免誤食而被傳染。

● 現點、現殺、現煮，真的「好新鮮」嗎

到野外郊遊，是很多人期待的假日紓壓方式，所以臺灣偏鄉或山上到處有土雞城。有些店家還特別標榜現點、

現殺、現煮，但真的就「好新鮮」嗎？恐怕未必！

　　雞隻在戶外活動，有許多環境因素是不可控的，如果大範圍的放養，那就有更多安全顧慮要思考了；所以不是現殺就是最好的。沒有經過檢驗與 CAS 把關，抗生素與傳染病，都是消費者該擔心的。有種鴨群的放牧，是在工廠或大量廢棄物堆置附近的稻田，就不適合鴨與稻田的共生模式，若有鉛或鎘的滲透污染，對稻米或鴨肉來說，都是嚴重污染。以雞隻來說，得到了禽流感，可能會藉由料理間接將病菌傳染給食用的人，想吃野味，享受氛圍就好，千萬別太追求現殺現煮的新鮮快感。

● 從新聞事件中，學習食安的智慧

　　新聞事件雖然經常造成集體恐慌，事實上，食安的戒慎恐懼是必要的，但也不能毫無章法的全盤否認事件的主角商品，應該要先釐清怎麼做才能避開風險。

　　前一陣子大統公司的橄欖油摻假油事件，讓很多人對橄欖油一竿子打翻它的好，甚至於很多人認為該「返璞歸真」的尋找原始的動物油。媒體也開始起鬨帶觀眾一窩蜂的尋找各地販售的雞油、鵝油的報導，但卻忽略了動物油

畢竟是一種脂肪，對人體的健康是有負擔的。因為動物性
油品，是屬於飽和脂肪，會增加心血管疾病的發生率，所
以最好的油品選擇，橄欖油還是可列入考慮的。

　　說到另一個食安新聞的主角，蛋！知名的蛋場提供產
品給知名的超商做茶葉蛋，這件食安事件的爭議是「抗生
素殘留」。當蛋雞遭病菌感染時，任何微生物都能進入到
牠所生的蛋裡，而業主不該將生病的蛋雞、所產的蛋售
出，更不該在抗生素用藥期，讓雞產蛋出售，影響了消費
者的健康。

　　蛋品除了抗生素殘留外，鹹蛋或皮蛋也要少吃，鹹蛋
太鹹，加重心血管負擔，皮蛋有不肖廠商添加了銅或鉛，
這些添加物當然是為了凝固蛋白或是維護產品的樣貌口感
而添加，長期累積過量的銅會傷肝，造成肝硬化，傷害消
化道，造成腸胃道出血，同時大量接觸也會發生溶血和造
成神經毒性，所以要吃鹹蛋和皮蛋，應選擇 CAS 認證的
產品，並能溯源產品製程，無有害物質的添加，吃了才安
心。

　　追蹤食安新聞事件的人、時、地、物，可以提醒我們
清楚哪個區域的周遭環境是有問題的，例如透過新聞報導

某個農場，一夜之間大量雞隻暴斃時，就要特別注意相關的產品溯源，正要購買的產品，是否就在同一個農場或其周邊的區域範圍，千萬別踩到了地雷。

● 與肉品有關的食安提醒

原形的肉品，消費者看得到它的品質，是最安全的選擇。但現代人忙碌，烹調上多半要依賴半成品，浸漬品就成為受歡迎的選擇，可節省烹調時間外，還能兼顧美味，只是要提醒：千萬不要吃太多，因為醃製品容易有過多的鹽分，會造成心血管的負擔。

丸類食品雖然美味，但製作過程中加了許多調味料、人工香精、味精、色素、磷酸鹽和接著劑，貢丸被驗出有氯黴素……對健康大大不利。談到添加物還要提醒大家，要吃到天然的鮮味，而不是丟下好幾顆的速食湯塊來提味，這是對健康很不負責任的烹調方法。食品廠應該要研發鎖住美味，或以天然添加物的方式，煮出好吃又健康料理的湯底才對。

要特別提醒讀者朋友的，關於雞骨，很多人吃雞肉喜歡啃啃骨頭，除了滿足啃咬的口感外，還能吸到骨髓裡的

風味，但要提醒大家，別用骨頭熬湯或啃骨頭，因為重金屬是會長期累積儲存在骨頭裡。鉛的半衰期是 25 年，但一隻雞的養成往往在幾周之間就能宰殺食用，所以根本來不及代謝，也別迷信多喝雞湯不吃肉，因為雞肉就是最好的蛋白質營養來源。

逆行性的監控機制，
產銷履歷

專訪／農委會畜牧處 ● 朱慶誠副處長

　　最近這一年來，豬價大漲，連帶改變了國人在這幾十年來的肉品需求的習慣，我們不難發現過去長久的習慣，民間吃豬肉比雞肉多，但豬肉和雞肉的用量，在漲價的風潮消長之下，禽肉的需求有了新的成長空間。

　　朱副處長提到這幾十年來，甚至更精準的來看這一、二十年間，每人每年消費豬肉約41kg，而再以十年前的統計資料來看，家禽肉則每人每年消費27kg，足以說明我們國人向來吃豬肉比雞肉多。

　　近年來全世界的消費者都極度重視健康，以醫療營養學觀點，有疑慮的紅肉與較被推薦的白肉 PK 之下，牛肉和豬肉的用量自然被減少，而相對的雞肉量則明顯增加。所以綜觀各個先進的國家，經濟較發達的國家，民眾對健康渴望的集體意識需求越高的國家，漸漸地改變飲食的習

慣，導致吃雞肉比吃豬肉的消費族群變多了。

　　以去年的臺灣為例，豬肉每人每年只剩 37kg，而雞肉的食用量已經超過 31kg 多了，這種消長的趨勢還在持續進行之中，卻也很明確的告訴我們：雞肉消費市場，還有更多更多的成長空間。

白肉雞大量引進後的市場衝擊

　　「講到土雞就有一份感情！」朱副處長提起：「在我七、八歲時，當時家裡養了二十幾隻的土雞，有一天看到爸爸賣了土雞，然後帶一套西裝回來，說是賣土雞換來的。」可見當時土雞的價值是多麼的高！幾十年前的臺灣，肉品和雞蛋，都是很高檔的營養來源，那時的土雞真的好值錢，竟然可以對價當時也是很昂貴的西裝。

　　養土雞算是古早產業，在以前定義屬於「儲蓄型的投資」，因為它不僅是農村副業的經營，也因那個年代裡，鄉村民眾為了繳學費、娶媳婦、嫁女兒，養雞、鴨、鵝、養豬等等，都是儲蓄本錢的一種機會。但到民國 64 年，豬肉經濟大規模發展，以及民國 68 年到 70 年間，白肉雞的大量引進，新技術的飼養空間，新飼料的配方也引進

來臺灣，白肉雞終於打敗了土雞的市場，成為家禽肉的霸主，讓黃土雞、紅羽、黑羽、鬥雞、閹雞等，本就以有色雞為主的臺灣，慢慢發展後與白肉雞接近1：1的比例。但就從最近幾年的消費統計來看，臺灣一年生產三億隻雞，白肉雞接近了兩億，而有色雞大概也只有一億多的食用量。

　　這些發展有幾個原因，包含土雞轉型的方向和速度不及白肉雞，白肉雞可以完全的標準化、效率化，差不多四十天左右就能生產出一批1.8kg的肉雞。而另一個關鍵是牠改變了我們臺灣人最主要的生活型態，我們便當吃的炸雞腿是白肉雞，滷雞腿也是白肉雞，所有的團膳還都是白肉雞，去速食吃肯德雞、麥當勞炸雞，還是白肉雞，夜市的炸雞排，一樣全是白肉雞。

　　禽肉市場到處是經濟效益高的白肉雞，現代人在工作忙碌之餘，只能選擇外食，吃到的禽肉自然也都是白肉雞。而大家真正有煮飯的時間中，到超市買到的禽肉也都是白肉雞居多，我們只能在逢年過節、燉補或想打打牙祭之時，才會去購買土雞，所以時代的生活樣貌，也促使了消費型態的改變。

　　白肉雞的品種很固定，但土雞的品種變異很大，前面提到我們一年生產一億隻的土雞，以紅羽土雞和黑羽土雞最多，約佔了80％；另外兩億隻為白肉雞，所以全臺灣飼養戶數接近三千戶當中，白肉雞約佔了七百多戶。每戶農家對於各自的不同品種，也有不同的飼養方式，依據消費者習慣還有差異，例如：

- 紅羽土雞、鬥雞大多作為分切料理。
- 黑羽土雞通常是以燉煮居多。
- 烏骨雞為進補首選。

　　新竹、苗栗、高雄的閹雞，也是不少民眾的最愛。消費型態標的對象不同，飼養的型態是造成農家差異化訴求的關鍵，例如：我養的雞是「放山的哦！」是有充足運動的，或者是「我養的雞，吃的飼料配方有摻一些雞吃了會很健康的東西，也會連帶的讓你們吃了也會促進健康。」比如說靈芝啦、人參啦；就像有農家標榜他飼養的豬是吃「優酪乳」長大的。

　　養殖戶除了雞隻的差異化、特色化關鍵外，還要懂得因應消費者生活型態的改變。舉例來說：一隻雞3斤多，以現在一般的小家庭，去哪找那麼大的鍋子？家裡的冰箱

或許也不夠大，買回來該要怎麼料理？和古早鄉下家裡有灶腳和大鼎是不一樣的。整個消費型態都會因為都市化的生活型態而改變；「便利」很重要，規格化分切更是必須的。

就比如有寒流來，總不可能想要吃麻油雞，還要買一整隻雞回來自己料理，份量那麼多，人少要吃到什麼時候？都是很令人頭痛的問題，因此以消費者端來思考行銷販售，是很需要改變的思維。現在賣場分部位或先剁成塊狀等分別包裝的便利貼心作法，確實是帶給民眾很棒的消費服務，尤其是可以根據消費者咀嚼的能力，做需求區隔，例如像老人家牙齒不好，沒辦法咬，購買肉品時，可以直接選用里肌肉或胸肉，比較嫩好消化；年輕人喜歡咬勁，就可以選腿肉。

為消費者做的把關措施，不只是農委會，其實站在整個政府的立場，食品衛生安全是絕對不可以打折扣，因為關係兩千三百萬的民眾吃的安全。所以在畜產方面，特別是家禽類產品，有設置了一些管制的點和措施，讓它慢慢走上經濟化與效率化，以及規模化生產化以後，都能確保安全。

　　而農委會特別要聲明的是，現在的肉雞，絕對都沒有用生長激素，現在的雞長得快，和過去當副業期的成長不同，讓大家誤以為牠們是因生長激素的刺激，而快速長大。其實是誤解，那是因為整體飼料配方的精準化，包括給牠們好的飼養環境，和選擇抵抗力比較強的雞種，都是相當重要的關鍵。如果想要減少用藥，一定要選擇很好的品種和飼育的技術，像現在密閉的家禽舍，並不會受到外界環境的影響，而且溫度與濕度是受監控的設備。臺灣養雞技術與設備不斷的從國外引進，當然透過所有的努力，自然就能減少用藥。

與農場有契作的業主，會主動檢驗藥物殘留

　　雖然如此，政府也不會因為這些條件變得更好，就告訴民眾：「大家可以放心的吃雞肉了。」還是要有管理的機制，像現在白肉雞或是土雞的業者，慢慢的發展到統合經營，包括企業生產時都會自我要求。一般與農場有契作合約的企業主，會在出雞的前 3 天，就會到農場去驗藥物殘留，萬一驗到藥殘沒通過，業者也不會貿然出雞的，因為這關係著業者的信譽，這些大公司若為了怕損失而出

雞，萬一肉品被抽驗出藥殘，對這家公司來說也是得不償失的事。

　　但是牧場端和業者自我管理，還需要加上政府把關的機制。衛福部和農委員會已經有很好的分工，在上市前的肉品歸農委會管理，上市後的肉品，不管是在傳統攤販，或超市量販的通路，由衛福部管理及抽驗，如果驗到藥殘，就透過追溯制度，和農委會合作，溯源回到牧場端，了解問題，研擬如何改善用藥與管制。當然飼養管理及飼料也要定期抽驗，如：動物用藥管理、正確的用藥、雞隻送進屠宰場屠宰的過程等等。

　　102 年 5 月 17 日，農委會公告活禽在傳統市場禁宰，原因在於透過合格的獸醫師做衛生檢查，自動化屠宰後才是安全的肉品。每隻雞是透過自動化移動式鏈條，讓獸醫師逐一檢查，有問題的就當場把牠淘汰掉，而另外在屠宰場也會再做一次藥殘的檢驗；上市後，又有衛福部的抽驗在銷售端，有問題時再逆行追溯回來，跟農委會繼續合作，找到可能產生問題的業者，一起來解決問題。

　　透過這樣逆行性的監控機制，是政府部門在努力的工作。而相對於重點的安全關鍵，如藥殘的部分，還會以更

多的人力和時間投入抽驗的比例。例如說 102 年農委會
抽驗四萬三千多件禽肉品，合格率達 99.73％。103 年 1-6
月也做了一萬八千多件的抽驗工作，合格率 99.89％，這
就是整體部會的分工，由農委會從源頭管制起，完整的提
供民眾可以放心的食品安全的機制。

　　關於抗生素的問題，農委會有一套藥品管理機制，如
何在用藥上替消費者把關，又能兼顧業者的心血付出。這
是動植物防疫檢疫局在執行的業務，動物用藥和人的用藥
是一樣的道理，它是需要申請，有許可才能依指示使用，
可不是隨隨便便就能使用。

　　而許可後，要怎麼治療則是獸醫師的處方權，農委會
有規定，畜牧場須聘獸醫師或聘有特約獸醫師，獸醫師會
給予處方建議。至於要用什麼藥？該用多少藥量？農場不
能自行決定。停藥期也是很重要的關鍵，但當然有些養殖
戶民可能會有一些疏忽，這個部分就要靠行政部門的教育
來把關。以整體畜養業者來說，若統合經營或企業經營的
業主們，能為自己為商譽做好自主管理系統，大家聯合起
來一起為食品把關，大家的食安就更周全有保障。

　　最近因應進口肉品的衝擊，農委會推廣臺灣黃金雞的

策略，只是在一開始時，國人的飲食教育還是需要努力，例如減碳的議題，在地生產食物里程就會縮短，而現在政府也要求產品都要標示「原產國」，如果企業不確實的標示，或是沒落實的標註，那消費者就未必清楚知道真正的食品內容。

因應進口肉品的工作，在 103 年 3 月 1 日起，對於冷凍肉復溫，改在冷藏架上賣，若欺騙消費者，消費者未必知道，但冷藏和冷凍肉的原始價差很大，特別以畜產品來說，若把冷凍牛肉當冷藏牛肉賣，第一個問題是新鮮度不同，第二個問題是它可能已經生產了好幾個月了，要知道坐船來或坐飛機來的食物成本是不同的，所以我們就是要慢慢的灌輸消費者許多食品安全的觀念。例如食物里程和冷凍冷藏的觀念，或是國產與進口的區隔觀念。

臺灣最近幾年進口肉品都在十到十二噸之間，進口肉中以白肉雞最多，特別是臺灣人喜歡吃的雞腿和翅膀，因為本地需求下，就算我們生產三億隻，也只有六億隻的雞腿和雞翅，如果大家都要吃雞腿，那得要生產更多的肉雞，但雞腿和雞翅賣掉了，其他的部位又可能賣不出去該怎麼辦？這才會轉變成某些部位會大量的進口到臺灣來，

外食族一多，許多便當、團膳、速食店，用的都不一定是
國產的白肉雞。

地產地銷，碳足跡才會低

在國外有個理念是「消費者應付價格」，這個概念是
如果農產品是在「250 公里的運輸範圍」內，都算是「地
產地銷」，甚至於消費者調查，發表在 SCI 的研究期刊裡
提到消費者願意用比較高的價格，購買在地的農產品。若
以臺灣來看，要是站在臺中看臺灣，整個臺灣都不超過
250 公里，這也都可以算作標準的地產地銷。未來我們要
傳遞的觀念是臺灣在地的食物里程真的很短，支持臺灣在
地的農產品，更等同於友善自己的環境，也等同於友善我
們的家園，愛護我們的農民。

從民國 70 年起，有效率的投入品種繁殖與飼育的技
術後，在疫政方面也努力了不少，為了適合臺灣本土氣
候，當然要有現代化的管理，先進飼養技術的投入，所以
產、官、學界都得投入努力，更重要的是，現代化絕對不
只是飼育，應該包括牧場端、屠宰端和銷售端一條鞭的努
力，像生產端從品種選擇，到飼養管理；諸如一些自動化

的密閉禽舍、精準化照顧，如有溫、濕度控制，標準化
SOP 的飼養，好的成長效率，就不會發生過多用藥的事
情。

　　臺灣早期沒有屠宰衛生檢查，現在臺灣已經有約 100
間家禽屠宰場，每一家屠宰場都有獸醫師把關，加上現代
化銷售通路規劃，冷鏈的運輸過程及販售的場所，如何去
整合，慢慢的讓傳統市場和現代化各個銷售的通路，都能
進到冷鏈的系統，環境的因素就不會影響肉品的安全。否
則像夏天這麼高溫的環境，微生物細菌數是很容易滋長
的，有了冷鏈系統的機制，每一個環節都更安全。

　　未來產品能不能迎合消費者的需求？現代化某些時候
意味著多樣化，因為現代人買隻雞回去，可能連剝雞、斬
雞都不會，消費者端的服務，還有很大進展的空間。最近
大家常談產銷一條龍，對於家禽品種的認證，土雞專賣
店，迎合現代化的家禽肉品市場，都是需要再做調整的，
特別是土雞的消費市場的整合，才能讓產品的多元化，從
牧場端、屠宰端、銷售端，到產品端，都須與消費生活習
慣做接軌。

　　綜觀歐美先進國家的趨勢，不能一味的要求產業追求

效率，有些跟不上效率的產業就會轉換到差異化。但差異化是要做很多的工作，不管是品牌化或差異化，重要關鍵還是衛生安全，就像坐飛機一樣，不管是坐經濟艙、商務艙，或是頭等艙，安全都要求要一樣的好。所以不管是透過整合或建制區域特色，小型的一條龍整合也罷，我個人的看法，還是得首重衛生安全。

　　一個負責任的表現，是在垂直整合後，出現特色的品牌，假設企業主沒有參加產銷履歷，但他自己也有企業內控的 QR CORD，他內部就已經設有一套追溯的系統，這是值得鼓勵的。品牌化，可不僅僅是行政部門的把關而已，企業主養這麼多的雞，契約這麼多農場，到底這一批雞是從哪裡來的？是要負責任的。

　　產銷履歷基本上達到可追溯的原則，更高的期許在於期望農產品生產及驗證管理法能落實，包括優良的農產品 CAS 及產銷履歷，這也是對消費者負責的表現，無形中取得消費者的認同，提升了產品價值，這就是「產品的價值鏈」。未來，從農場到市場裡，消費者也要思考，如果無法提供農家或企業主誘因，而要求他們做很多的內部控管，雖然他們平時就有在做，但我看到這麼多的時間點和

安全紀錄，這些都是「成本」！

　　內部控管要記錄、要公開上網，並且還要可以追溯，要讓消費者隨時方便查詢……企業若願意對消費者有負責的表現，農委會應給予肯定，但這些成本絕對會反映在產品的價格成本上。臺灣礙於法規，企業也可自主採取自願機制，但農委會將更努力的朝這個方向輔導與鼓勵，希望藉此提升產業價值鏈。這就是透過業界間的差異化，來加值自己的產品，是獨特的產品特色，給予社會各不同階級的消費族群，提供更多規格的需求產品，這是政府本該做的，深信也是農民朋友樂於分享自己努力的肯定與認同。

打造餐桌食安的幸福饗宴

專訪／超秦集團●卓元裕董事長

　　1973 年，臺灣在十大建設帶領之下，逐漸由農業轉換到工商經濟，在那時的我，正以「信裕行」經銷動物藥品起家，所以經常行腳到臺灣各地的畜牧業，因而接觸了許多農民朋友，也近距離的聽到了許多雞農的心聲，這些副業經營的家禽，在醫藥的協助下，產能增加了，卻引發另一個問題，那就是「賣給誰？」

賣給誰？怎麼賣

　　「賣給誰？」是農民生計的困擾，卻是超秦集團發展的開端，我開始認真的為這群由熟悉到變「麻吉」的農民朋友努力的思考：「賣給誰？怎麼賣？」

　　當時在臺灣的養殖業者，也正在跟著經濟轉變而轉型當中，他們可以說是區域經濟裡的個體戶，這樣的困境，

我因為近距離的長期相處，也因而悄悄的在心中播下了未來公司發展的種子。公司因而順應時代與發展的趨勢，就這樣走過了29個年頭，而且由農業型態轉型到製造業，真是一個很微妙的發展過程。

1982年這顆種子發芽了，我積極的號召成立臺灣省桃園肉雞運銷合作社，開始以行動來協助雞農解決行銷的問題，並擔任理事主席，當時只想著雞農可以不必再為「雞要賣給誰而苦惱」。三十多歲的我，也樂於產銷專業分工的模式，認為可以讓雞農回歸專業，專心養好雞。爾後又當選中華民國養雞協會的常務理事，產銷分流的工作，果然讓養雞事業更專業化，這顆種子從小芽變成幼苗了，而添新葉的動力，竟是來自於行政院農業委員會。

成立臺灣第一家核准立案的家禽電動屠宰場

1986年我在農委會的鼓勵下，成立臺灣第一家政府核准立案家禽電動屠宰場——超秦畜產公司，並派團隊前往日本考察，在異域看到先進的電宰設備，我毅然決定引進臺灣，當時美其名可以說是相當前瞻性的決策，但事實卻是一種極大的冒險和高昂的設備的投資，為了引進這個

尖端的技術，又豈是僅僅憑藉疼惜雞農的熱情，就可能達成得了的任務？我向創辦人卓癸鑑先生報告整體發展計畫，在他的肯定與支持下，以一句「巧仔呷憨仔行平遠」，教誨我事業務實前進的道理，也有了實質的支拄，於是有了發展的契機。

但早年的臺灣，還是以傳統市場的屠宰為主，何苦非得要在未成熟的時機，著手設置家禽屠宰場？又何苦堅持要異軍特立？但在眾人疑惑下，我們還是在 1986 年成立全國第一家核准設立的家禽電宰廠。

當時超秦畜產只有員工五十多人，但到了擁有六十位員工格局時，在 1987 年 7 月，投資德力農牧公司生產肉雛雞，隔年 10 月再投資超秦農牧場生產肉雞，並在品保團隊的耕耘下，榮獲 CAS 優良食品認證。1989 年，響應政府南進政策，投資越南 TOP-MILL 公司，生產 PP 編織袋、蛋雞及鮮蛋，1993 年 7 月，我們帶領同業，開始籌組臺灣區電動屠宰工業同業公會，並由我擔任常務理事及業務組召集人。

而在此時，竟然營運出現了問題，因為和傳統攤商現殺的習慣不同，所以電動屠宰經常會被質疑，而冷凍肉品

當然也沒有銷路，曾經有三個月的庫存，完全賣不出去，直到在新竹的一位貴人，幫忙打開通路，透過電宰和檢驗，讓肉品的品質被肯定。當時本來已經動搖了收起公司的念頭，我的父母也不忍我再撐下去了，但我總認為不能只做了一半就放棄，有恆心和毅力的堅持下去，並取得創辦老董的了解下，再投資三、四千萬，讓超秦才得有今天光景。

在創業的顛簸路上，遇上了麥當勞、肯德雞、摩斯漢堡、松青超市，惠康、全聯、大潤發，美國學校、華膳空廚、臺大醫院、國泰醫院、新光醫院等等顧客的支持，那段日子也曾讓公司風光好一陣子，因為很多學校或機關團體，經常來公司和屠宰場參觀，也有很多食品產業來拜託我們出貨給他們。

這些年來進口雞肉開始蠶食了市場，一部分的顧客因成本考量也轉移了採購的方向，但我們不氣餒，願意為支持臺灣在地農產的顧客努力。為了屠宰環境的現代化與科技化，增購設備是必要的投資，這些年來我們始終不吝於投資，創造更好的食品安全的環境。

我們鄰近的日本，或歐美先進各國，近年來也都已經

在推動人道屠宰的技術，而臺灣的「畜禽人道屠宰準則」卻一直到 2008 年才公告，將雞、鴨及鵝納入電宰；但始終未強制執行，直到 2013 年才在公共衛生的風險考量下全面落實。

　　近二十多年來，我們對禽肉食品衛生管控與人道條件的堅持始終不變，領先從外國引進電宰設備，我們想要讓臺灣的禽肉品質與技術，可以與世界同步。公司的發展也逐漸朝向多品牌發展，不僅在產銷鏈上有結構紮實的網絡，在食品安全有專業的品保團隊嚴謹把關，超秦旗下的肉品陸續通過 FSII、ISO9001、ISO22000 及 HACCP、AIB 等多項國際認證，打造餐桌的幸福饗宴外，我們不僅要讓消費者吃得健康安心，也不辜負臺灣是揚名國際的美食天堂。

國家圖書館出版品預行編目(CIP)資料

家禽履歷故事 / 張馨文作.-- 初版.-- 臺北市：
大塊文化，2014.09
　　面；　公分.--（care；34）
　　ISBN 978-986-213-548-8（平裝）

　1.食品衛生管理 2.家禽業

412.25　　　　　　　　　　　　　　103017925

CARE
Good Care ,
Good Living

CARE
Good Care ,
Good Living

CARE
Good Care ,
Good Living